体育运动中的筋膜松解术
Myofascial Release

[英] 露丝·邓肯（Ruth Duncan）著　韩臣 译　黄鹏 审校

人民邮电出版社
北京

图书在版编目（CIP）数据

体育运动中的筋膜松解术 / （英）露丝·邓肯
(Ruth Duncan) 著；韩臣译. -- 北京 ：人民邮电出版
社，2018.4（2023.11重印）
ISBN 978-7-115-47271-7

Ⅰ. ①体… Ⅱ. ①露… ②韩… Ⅲ. ①体育运动—筋
膜—松解术 Ⅳ. ①R873

中国版本图书馆CIP数据核字(2018)第028662号

内 容 提 要

本书是全面介绍筋膜松解（MFR）技术的基本理论与应用实践指南。全书通过 100 多幅真人实拍照片，简述了筋膜系统的解剖结构和功能，详细了筋膜松解的基础技术、步骤、手法、力度及方案等，旨在帮助康复师、理疗师、按摩师、健身从业者和专业运动员、教练员通过正确的方法放松肌筋膜，预防并缓解由于筋膜受限或损伤引发的肌肉僵硬、疼痛和功能障碍。无论在日常生活中还是在体育运动中，本书都能帮助大家更好地理解筋膜松解过程，并在实际应用中获益。

◆ 著　　　［英］露丝·邓肯（Ruth Duncan）
　　译　　　韩 臣
　　审　校　黄 鹏
　　责任编辑　寇佳音
　　责任印制　周昇亮

◆ 人民邮电出版社出版发行　　北京市丰台区成寿寺路 11 号
　　邮编　100164　　电子邮件　315@ptpress.com.cn
　　网址　https://www.ptpress.com.cn
　　涿州市殷润文化传播有限公司印刷

◆ 开本：700×1000　1/16
　　印张：14.5　　　　　　　　2018 年 4 月第 1 版
　　字数：260 千字　　　　　　2023 年 11 月河北第 24 次印刷

著作权合同登记号　图字：01-2016-9883 号

定价：128.00 元
读者服务热线：(010) 81055296　印装质量热线：(010) 81055316
反盗版热线：(010) 81055315
广告经营许可证：京东市监广登字 20170147 号

目 录

第三部分　应用筋膜松解技术

第四部分　筋膜松解的方案与管理

近年来，出现了许多有关动手操作或手法治疗方法的文章。各种技术经过不断的提炼、考察和改进，让这些治疗方法不是简单地停留在理论框架上，而是更注重于解决各种功能障碍问题。各种治疗方法不仅是手艺，更是艺术形式。对治疗师而言，通过科学的限定并量化双手的感觉，能够让其更好地理解并接受自己所做的事情和做事的方式。

筋膜松解（MFR）是全球各种治疗和康复方法中常用的一种手法治疗。同按摩一样，筋膜与软组织治疗方法多年来得到不断的发展。在掌握 MFR 基本理论与应用实践后，你会意识到，治疗整个筋膜基质（一种支撑、包绕和保护身体其他各个结构的三维网状组织）与治疗肌肉是一个完全不同的过程。这一理解将筋膜松解区分开来，使之从其他软组织治疗方法中脱颖而出，成为一种整体治疗方法。

本书描述了一种有价值、疗效显著的动态治疗方法——MFR，适合所有刚开始接触手法治疗的学生，以及希望提高治疗技能的有经验的治疗师。本书还能帮助那些在治疗中使用筋膜技能的治疗师更好地理解 MFR 方法。本书介绍了 MFR 技术，并向你展示如何在实践中应用这些基本原则，无论你是一名物理治疗师，还是一名运动按摩治疗师，或是想将 MFR 作为全身治疗的一种补充技术，都能从本书中获益。

在医疗界，至今仍然有许多人不同意以下观点：人体所有解剖结构不是孤立的，身体记忆（人体内部的信息存储，不限于大脑）也是治疗过程的一个组成部分。传统医疗通常区分对待人体各个解剖结构，而要想让医疗领导者和科学家接受新观念将是一件非常困难的事。

筋膜治疗师需要花时间倾听客户的想法，他们是唯一使用双手感受客户疼痛和不适的治疗师。 MFR 让你感知人体其他结构所依赖的动态和液体筋膜基质。其他治疗师经常会提及，虽然他们拥有优秀的诊断和评估技能，或者出色的按摩技能，但仍然缺乏必要的软组织治疗技能。他们正在寻找一种为客户带来物理和心理疗效，同时不会损害自己双手和身体的疗法。MFR 为提高治疗师现有技能、帮助其成长和扩展其业务提供了无限可能。

由于医院的常规检查无法显示筋膜受限问题，因此许多人身体的疼痛和不适无法得到确诊。借助 MFR，治疗师可以感觉到筋膜受限并让其放松，从而解决许多客户身体不适的问题。

MFR 不是一种难学的治疗方法。通过精细的触摸手法，客户和治疗师均能感受到取得的效果。MFR 技术易于应用，付出小，效果好。许多成熟的治疗师转而学习 MFR，因为 MFR 让他们仅需付出很少的努力即可学会一门技能，而刚入门的治疗师学习 MFR 将会延长他们的职业生涯。MFR 技术不需要使用工具、按摩油或润滑剂。它是一门干式技术，皮肤相互接触，易于准备和实施。

本书第一部分为你提供 MFR 的基础入门知识。

第 1 章描述什么是筋膜系统和 MFR、MFR 有什么益处，以及它与其他软组织治疗方法的区别。第 2 章讨论客户咨询过程，以及主观与客观评估。第 3 章介绍 MFR 相关禁忌，讨论高效使用人体力学结构知识的重要性，强调通过直觉与触觉来培养筋膜诊断和评估技能。

在开始撰写此书时，我有些犹豫，因为我不确定如何撰写与直觉和触觉如此相关的东西。我琢磨了一种描述基础 MFR 技术的理论应用的方式，这些理论应用相互依赖，构成了整套方法。第二部分提供了技术概述，第三部分介绍了各种技术的详情。

第三部分给出了简单应用指南和快速参考，让你了解怎样开始对话，如何去感受，采用什么技术，以及如何实施治疗。这一部分是本书的主要内容，详细介绍了各种 MFR 手法的技巧及其应用的身体部位。第四部分描述如何通过组合技术和高级技术进一步掌握 MFR 技术，以及如何开发有针对性的治疗方法。本书每章都提供了常见问题，在全书结尾处提供相关答案。

MFR 不仅是一门技术，还是一种完整的治疗方法。通常，你会发现最好的老师就是你的客户。理解了这一点，你每天都能学到新东西。目前，有关完整的MFR 方法的书还很少，大部分书都只是手法应用。我试图表明 MFR 方法取决于多个过程，并描述如何实施它们，如何整合它们，以及如何了解、感受和"聆听"客户的身体，所有这些都能帮助你更高效地实施 MFR。就像学习驾驶一样，学习MFR 同样需要时间。本书提供了有关该主题的宝贵见解，但并不是说阅读完本书你就是一名 MFR 治疗师。不过，本书将是你有效实施 MFR 的伴侣。

我希望本书能为你提供一种令人兴奋的新的工作方式，那就是与客户"分享"快乐，而不是为客户"服务"。我也希望，你发现的不仅是一门新技术，而是一种全新的工作方式，为你提供无限可能、发人深省的经历，以及愉悦而成功的事业。

你将开启一段令人兴奋的冒险之旅，它将大幅增强你充实自己和帮助他人的能力。筋膜松解填补了医疗领域缓解疼痛和头疼、增加身体活动范围这一"空白地带"。至今，我已经培训了超过 75 000 名治疗师和医生。露丝·邓肯是我教过的最优秀的学生之一。她非常聪明，富有同情心，拥有筋膜治疗方面的天赋。露丝已经撰写过一本精彩而全面的图书。

由于背部受伤，我被迫以与众不同的眼光去看待人们和自己。这一独特的视角成就了众所周知的约翰·巴尔内斯筋膜松解术。遗憾的是，所有其他形式的按摩、塑形和治疗都只能产生短暂的效果。这些治疗方法试图机械地破坏筋膜系统节点处的交联。虽然这些疗法能够起到重要作用，但是却忽视了筋膜基质的液体成分，而液体成分是每个系统和身体细胞依赖的环境。筋膜松解基于液体和生物动力学的独特原理。约翰·巴尔内斯筋膜松解术将为你和患者/客户提供更完整、更持久的效果。

筋膜松解术能够找出每个客户身上的障碍和限制。当筋膜系统因创伤、手术或发炎反应而受限时，其疼痛敏感结构会产生约每平方英寸 2 000 磅（约每平方厘米 140 千克）的拉伸强度！

没有任何常规检查（如 X 射线、脊髓成像、CAT 扫描和肌电图）能够查出筋膜受限。因此，多年来筋膜受限经常被忽略或误诊。筋膜松解原理与流体动力学相关。我们的身体 75% 为液体。筋膜系统本质上也具有压电性，持续按压筋膜受限处会导致压电现象。

筋膜受限处接受持续 5 分钟或更长时间的按压非常重要。该时长让压电现象积累至临界点，随后发生相变，这种现象类似于冰变成水。这将导致筋膜基质脱水软化，变得更流畅和滑动正常。在停止施加压力后，疼痛、头疼、活动受限等临床症状将会得到缓解。

这就是施力时长非常关键的原因。当一个人触摸另一个人时，两个人的振动频率完全不同。重要的是让振动频率完全匹配，最终产生共振。共振是筋膜松解并最终真正治愈病痛的关键。

享受筋膜松解的有效性带来的自我提高和职业成就。享受这一奇妙的旅程！

约翰·巴尔内斯

物理治疗师（PT）、按摩治疗师（LMT）

按摩治疗与塑身国家资格认证（NCTMB）

非常荣幸能够学习和体验约翰·巴尔内斯所创的 MFR 技术，约翰是一名杰出的教育家和治疗师，也是 MFR 领域的领导者。在撰写本书时，我试图向你传达约翰的整体 MFR 方法，它不仅是一门高效的技术，也是一种身体与心灵的交汇。该方法培养使用动觉触摸技术的能力，强调了治疗整个腱膜和软组织基质（而不仅仅是肌肉）的重要性。我将讲述自己使用约翰的持续 MFR 方法的经验，在学习与工作中学到的东西，以及从我在英国和全球所教授和分享 MFR 技术的学生们与同事们处获得的反馈。感谢身边同样对 MFR 技术热衷的亲密朋友的支持、耐心和热情，是他们让本书得以完稿。

本书中我特意使用"持续"这个词，在后面介绍技术时你将会看到。持续按压可治疗整个筋膜系统的多层结构和受限处，持续按压是约翰的 MFR 方法与所有其他形式的筋膜按摩方法的最大区别。

筋膜松解的基础入门

欢迎学习筋膜松解术。本书第一部分将介绍结缔组织系统（被称为筋膜）的解剖结构和功能。同时，我们还将讨论什么是筋膜松解（MFR）、其工作原理、与其他按摩治疗的不同之处，以及它能带给客户的益处。第一部分还将介绍重要的客户咨询过程，包括禁忌证排查和视觉评估。你将学会如何为实施 MFR 做好自身准备和环境准备，以及客户对治疗有怎样的反应。

筋膜松解简介

什么是肌筋膜系统？肌是指"肌肉"，筋膜是指"筋"。筋膜是结缔组织的胚胎组织，是一种缠绕、包围、保护和支撑人体各个结构的三维网状基质。筋膜是一种无中断的单片组织，内部从颅骨向下延伸至足底，从身体外部延伸至内部，最终构成人体本身的形态和形体。

由于筋膜分布于人体所有其他结构中，它被认为是人体中最庞大的系统（Pischinger，2007）。筋膜拥有比相应肌肉多 10 倍的感觉神经受体（van der Wal，2009），是一种具备类似于神经系统整体功能的机械敏感信号系统（Langevin，2006）。筋膜系统是一个完整的综合系统，是人体细胞生活的直接环境。这种张力网络会根据施加于其上的局部和张力要求而适应其纤维排列和密度（Schleip et al.，2012）。这种特性为筋膜松解（MFR）提供了治疗可信度，也为 MFR 对于人体健康的重要作用找到科学证据。

直到最近，人们才认识到筋膜基质的作用。多年来，解剖过程完全忽视了浅筋膜，没有意识到肌肉周围白色纤维组织或动态液体网状结构对于健康的意义、责任或作用。由于筋膜研究主要是在尸体上进行的，其全部潜力尚未明确。然而，最近法国手部外科医生让·克洛德·吉姆贝尔托拍摄了活体筋膜，它显示为一种动态、不断变化和调整的流体网状物，遍布于人体各个结构中（见图 1.1）。传统医疗检查不能显示筋膜受限处，而 MFR 技术是受到越来越多治疗师和客户追捧的一种治疗方法。

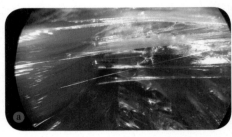 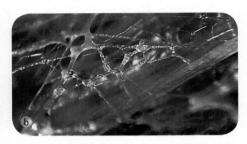

图 1.1 体内筋膜：（a）肌束膜或肌肉筋膜，（b）其皮下滑动系统中的原纤维。这些图像显示筋膜是一种遍及整个身体的流体网状物

图片来源说明：With kind permission of Dr. J.C.Guimberteau and Endovivo Productions. These illustrations will be published by Handspring Publishing in the forthcoming book *Endoscopic Anatomy of the Fascia*, by J.C. Guimberteau, MD, to be published in 2014.

现在，世界范围内有关筋膜的科学研究层出不穷，每两年到三年需要召开一次国际会议，由来自世界各地的研究人员、科学家和治疗师参加。近年来，有关筋膜的研究论文和对筋膜的关注急剧增加，极大地宣扬了筋膜健体的好处。目前已有大量有关筋膜的研究、理论和科学证据，这里我只讨论筋膜的功能及其对健康的作用、筋膜松解术如何重构并释放张力以恢复人体平衡和功能。筋膜有一个恰如其分的称号："骨科组织中的灰姑娘"，现在正慢慢受到全球研究界与科学界的重视，不再被视为一种单纯的填充性器官。

筋膜的元素

传统意义上，筋膜指的是肌肉系统的结缔组织。然而，2012 年在加拿大温哥华举办的"国际筋膜研究大会"为筋膜确定了一个更具包容性的定义。此后，"筋膜"不仅指肌肉筋膜中的肌内膜、肌束膜和肌外膜，同时还指结缔组织中的所有软组织部分，该部分遍布全身，构成了人体张力传递系统的一部分。因此，筋膜还包括腱膜、韧带、肌腱、关节囊，以及特定层的骨骼、器官和神经，同时还包括围绕中枢神经系统的硬脑膜、神经外膜（即外周神经的筋膜）、支气管结缔组织，以及腹腔肠系膜（Huijing and Langevin，2009）。由于目前尚无法确定一个结构的终点与另一个结构的起点，因此该定义范围仍然处于初始阶段，未来有可能进一步发生变化。

筋膜网包裹并包围着所有其他软组织和器官，呈现出一种三维结构，遍及整个身体。所有的组织并非孤立存在，而是共同作用，与人体其他结构相互约束和交织。筋膜网通过其连续性形成了一种支撑结构以维持流体静压，从而促进提升内脏功能并保护重要器官。

筋膜连接肌肉、肌腱、关节和骨骼，包裹成一种肌肉骨骼系统结构。事实上，我们可以说，没有筋膜就没有肌肉，因为它将每块肌肉（原纤维、纤维束和纤维）连接至相邻肌肉和所有其他的结构，构成一个无中断的张力网络。

与肌肉一样，筋膜对于机械负荷同样敏感。筋膜中的机械刺激感受器（机械负荷或变形受体）能够感受不同方式的刺激，从而进一步完善 MFR 治疗与康复的范围。你可能听说过，高尔基腱会对主动牵拉与按压做出反应，环层小体和鲁菲尼氏小体会对快速按压变化和振动做出反应，同时鲁菲尼氏小体会对持续按压和剪切牵拉力做出反应。此外，间质机械刺激感受器对快速按压和持续的按压变化都会做出反应（Schleip et al., 2012）。

从一个非常基本的观点来看，一项新的研究表明，肌肉几乎无法将其全部力量从肌腱传递至骨骼附属结构。相反，它们能够将收缩张力分布至筋膜网络，张力会沿着关联基质（筋膜鞘）分布至协同肌、对抗肌、附近关节，以及张力线其他结构。这就告诉我们，杠杆动作和特定肌肉起到特定作用，这一说法有点过时。

筋膜不断发生变化，呈动态特性。它会响应施于内部和外部的张力要求而不断变形。人体框架主要依赖于结缔组织这种单体张力网络而存在。该网络不断进行适应以维持人体的完整性，人体方可存在。

胶原蛋白和弹性蛋白

胶原蛋白是体内最丰富的蛋白。胶原蛋白和弹性蛋白是筋膜内两大主要纤维，共同存在于一种称为基质的凝胶状黏性液体中。筋膜种类是由筋膜在人体中发挥的作用而决定的，根据其不同功能拥有多种不同的种类。当受到机械应力时，胶原蛋白会提供强度与稳定性防止组织过度拉伸。弹性蛋白会提供弹性，允许结缔组织拉伸至胶原纤维长度的极限，并同时吸收张力。

筋膜是一种胶体，与其相邻分子间的稳定性、吸引力和排斥力赋予该物质连续变化的特性。胶体是由悬浮在液体中的固体颗粒（如墙纸糨糊）组成的（Scariati, 1991）。胶体并非刚性，虽然具有不可压缩性，但是能够根据容器塑形并响应压力。阻力胶体的数量会随着施力速度成正比增加。施力越快，组织会变得越硬。这就是为什么采用温和、轻盈和持续的触摸手法可以避免在松解筋膜时出现阻力和黏性阻力。

基质

胶原纤维和弹性纤维外包着一种黏稠凝胶状基质（多糖凝胶复合物），该基质是由透明质酸和蛋白聚糖（为纤维提供润滑作用允许彼此滑动）（Barnes，1990；Chaitow and Delany，2008）组成的。基质是人体中所有细胞的直接环境。蛋白聚糖构成了这种凝胶介质形态，而透明质酸提供了亲水性，将水吸收进组织。这就提供了一种缓冲效果，有助于保持胶原纤维之间的空间。凝胶吸收冲击力，并将其扩散至全身。

筋膜基质提供了与其他元素交换的介质（气体、营养物、激素、细胞废物、抗体和白细胞）。基质的条件会影响扩散的速度，从而影响其周围细胞的健康（Chaitow and Delany，2008；Juhan，2003）。

弹性特性与力传递

同其他的软组织与生物结构一样，筋膜本身具有不同程度的弹性，能够承受施力和按压防止变形，让组织恢复至初始的形状和大小。

由于筋膜能够收缩和放松，因此能够响应负载、压缩和应力。在开始施加负载时，筋膜其弹性会响应，产生一定程度的松弛度。随着时间的推移，如果采用缓慢且持续的施力方式，则筋膜会发生徐变，这是一种缓慢、延迟而连续的变形过程。随后，当组织内水分被迫挤出时（即基质中的凝胶变少），会发生实际的体积变化。

当停止施力或负载时，筋膜会返回至未变形的初始形态。形态的恢复是通过弹性回缩力的滞后作用而实现的，这是组织负荷增加和减少时使用和损失能量的过程。组织通过弹性回缩力恢复至正常状态所需的时间取决于组织的吸水性能，以及是否超出弹性势能。当加载任何时长的力量时，组织会被拉长和扭曲，直到到达一个平衡点为止。如果受到持续加载的力量，则组织会慢慢变形。

筋膜同时从内部和外部响应压力，并将力量传递至整个基质。该张力传递系统可看作一种张拉整体模型。"张拉整体"是由"张拉"和"整体"两个词组成的，是由美国建筑师、设计师兼发明家巴克敏斯特·富勒提出的一个术语。张拉整体是指基于张力和压缩之间平衡的一种整体形式，诸如肌肉、软组织和骨骼等生物结构均是由于张力和压缩而变得坚固。肌肉骨骼系统由肌肉、软组织和骨骼协同作用，由肌肉和软组织提供连续的牵拉作用，而骨骼提供间断的推进作用。

肌肉与筋膜连接

结缔组织（筋膜）能够支撑高度组织化的结构，并广泛地依附至肌肉。单个肌肉纤维包裹在肌内膜中，并连接至纤维束周围较强的肌束膜。肌束膜纤维会依附于更强的肌外膜，作为一个整体包围着肌肉并依附于附近的筋膜组织。由于结缔组织包含胚胎类型的间充质细胞，因此普遍认为在特定情况下会构成特定部件。围绕骨骼的称为骨膜，围绕心脏的称为心包膜，围绕肺部的称为胸膜，围绕每个消化器官的称为筋膜鞘，而围绕每个肌腱的称为滑膜腱鞘，这些膜会增厚以便在整个身体中形成各种保护式网膜。

　　肌肉与筋膜在解剖学上是不可分割的，筋膜会因肌肉活动而移动。筋膜中的许多神经结构在本质上是可以感知的。筋膜在本体感觉中起到关键作用，对于姿势的完整性至关重要（Langevin，2006）。研究表明，筋膜中存在许多与本体感觉和疼痛感受相关的髓神经结构。如果将关节和肌梭输入考虑在内，你会发现大多数其他的本体感觉均是发生在筋膜鞘中。

　　筋膜通过区分固体带、纤维滑轮和支撑韧带提供抑制机制，还有助于协调动作的产生与控制。特定筋膜与肌腱和韧带结构相互交织，使相邻组织能够相互移动，同时还为相邻组织提供稳定性。当筋膜处于良好的润滑状态时，能够确保相邻结构之间相互滑动、自由移动。这能够提高身体姿势的平衡，让身体自由而有效地运动。深筋膜鞘膜层、肌间膈膜和骨间膜为肌肉依附提供更加广阔的区域。

筋膜与细胞元素

　　筋膜为组织液流动提供路线，从而为结构之间提供润滑以实现运动和营养传递。疏松的结缔组织网状物包含了一种组织液，该组织液能够为其他组织的细胞元素提供一种基本介质，该介质与血液和淋巴共同起到作用。一部分是通过扩散实现的，而另一部分是通过改变压力差（压力梯度）促进流体动力运输（例如吸气和呼气期间胸腔和腹腔之间的运输）实现的。结缔组织具有营养供给作用，占人体液体近四分之一的比例。

　　结缔组织的组织细胞其吞噬活性在抵制细菌入侵中发挥重要作用。流动和感染过程通常是沿着筋膜面发生的。这些组织细胞还能够起到清道夫的作用，去除细胞碎片和外来物质。结缔组织也是内源性毒素（在生理条件下产生的毒素）和外源性毒素的一种重要的中和剂或解毒剂。筋膜所呈现的这种解剖屏障在感染和毒血症中具有重要的防御功能。

　　了解更多有关筋膜的知识，会让我们更加深入地了解它对身体各种细胞功能的重要性。除了提供如上所述的支撑作用、保护作用和结构元素分隔作用，筋膜还可以起到以下重要作用：

- 细胞呼吸；
- 清除；

- 代谢；
- 液体（血液、组织液）和淋巴循环；
- 通过沉淀修复组织；
- 保持体温；
- 储存脂肪；
- 细胞健康和免疫系统。

浅筋膜与深筋膜

筋膜的新定义提出了浅筋膜层（见图 1.2a）和深筋膜层（见图 1.2b），训练有素的双手可以区分这两种不同层的筋膜。这两层筋膜及其相关联的结构包封在整个筋膜基质内，因此彼此完全可以交流。试想一下，你的身体是骨骼、肌肉、神经、血管、器官、大脑和人体中所有其他结构三维交织的框架。没有筋膜，人体便不具形态、功能或支撑。

浅筋膜

- 皮下形成的薄层组织，在真皮与皮下组织之间；
- 提供减震作用；
- 疏松网状；
- 由弹性纤维和蜂窝组织组成；
- 为流体和代谢物提供积累空间；
- 储存脂肪；
- 提供隔离作用；
- 包含毛细血管网和淋巴管；
- 调节流体；
- 含有炎症渗出物；
- 会导致许多组织结构异常。

深筋膜

- 坚固、紧密和紧凑；
- 有助于改善身体轮廓和功能；
- 包括腹膜、心包膜和胸膜的特定部分；
- 形成许多互连的口袋小块区域；
- 具有韧性、非弹性分裂和隔离作用；
- 隔离整个肌肉系统；
- 围绕和隔离内脏器官；
- 响应压力会变厚；
- 稳定姿势功能；
- 包围神经系统和大脑。

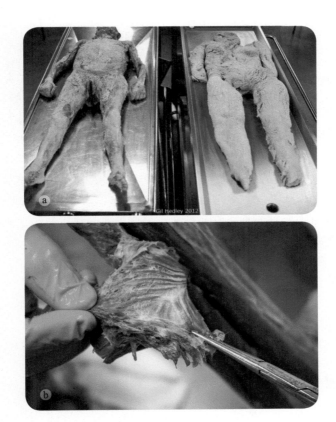

图 1.2 （a）解剖成年女性的整个浅筋膜，以展示筋膜的尺寸及筋膜在人体形状和轮廓中起到的作用；
（b）小腿腓肠肌层之间可视的深筋膜

图片来源说明：(a) With kind permission of Gil Hedley, PhD, and Integral Anatomy Productions, LLC.　(b) With kind permission of Julian Baker and Functional Fascia Ltd.

　　深筋膜的韧性、抗性和封闭性会产生诸如筋膜间室综合征的问题。小腿前筋膜室的创伤会导致出血，前筋膜内敏感神经结构损害会发生肿胀。筋膜切除术通常是缓解神经部分压迫所需采取的一种治疗方法。

　　内脏筋膜包围并支撑着器官，将其包裹在层层结缔组织中。姿势调整、损伤和创伤，其中包括各种手术均会对这些筋膜细胞层产生不利影响。内脏粘连会影响器官消化和清除功能，并产生疼痛和不适感。经验丰富的 MFR 治疗师可以检测出这些粘连物，并轻轻地将其隔离，恢复器官功能并消除疼痛。

影响筋膜的各种条件

筋膜会因创伤而缩短、固化和增厚，从而为身体带来损伤、炎症和不良姿势，最终导致身体失去其生理适应能力。我们通常将其称为"筋膜粘连"。该网络的任何部分发生变形和畸形均会对远距离的结构以及该网络分割、包绕、结网、支撑和连接的结构产生负面影响，单单这点就足以改变器官和组织（Barnes，1990）。

随着时间的推移，筋膜受限处会像拉扯毛衣或长裤一样不知不觉中传播开来。运动缺乏灵活性和自发性会导致身体出现更多创伤、疼痛和运动受限。虽然筋膜是沿着头部至足部对准，但是异常力量会导致筋膜扭曲和扭转从而增大张力，使人体在三维偏离垂直重力轴。这会导致运动和姿势出现生物力学低效和高耗能的现象（Barnes，1990）。当组织和整个筋膜单位出现张力变形，其疼痛敏感结构会产生高达每平方英寸 2 000 磅的压力（Katake，1961）。

当筋膜网络发生粘连，不仅区域受损，整个结构都会受到限制，因此会同时影响相邻和远端的疼痛敏感结构。这会导致一种独特的适应现象，最终疼痛会不断提醒你身体的不适。导致筋膜粘连的三个主要条件是损伤、炎症和不良姿势。

损伤或创伤

身体可能会由于诸如跌倒、殴打、割伤或烧伤事件而受到损伤，同时身体系统也会由于某种原因而发生功能障碍。损伤还包括任何手术、药物作用、运动损伤中的组织过度使用和滥用。创伤是指身体、情感或精神方面任何类型的损伤或伤害。许多人在孩童时均经历过创伤事件，导致以某种方式做出反应和行动。孩童时出现的这些反应和行动会伴随着一个人进入成年期，随着日常生活压力的增加变得更加复杂。

炎症过程

筋膜系统会因损伤、医疗条件或药物副作用而出现炎症反应。炎症反应会引起细胞液失衡现象，同时还会导致细胞缺氧而出现细胞死亡的可能性，从而出现瘢痕和筋膜粘连现象。

习惯性不良姿势

姿势适应是指我们在实施任务或应付物理或情感应力以及压力时身体采用的姿势。当该姿势持续一定时长，身体会无意识去适应它，我们会自发采用该姿势，而不会意识到该姿势可能对人体产生危害。

当筋膜为保持某个身体姿势（站着、坐着或躺着）而持续超负荷，必然会发生粘连以支撑施加的压力。当筋膜发生变形时，会产生产生异常牵拉力（即出现粘连），从而加剧姿势失衡，使情况更加恶化。由于这种失衡是通过很长一段时间累积的，人们通常很晚才会意识到。

肌肉损伤是发生在起点与附着点（止点）的某个点。然而，筋膜是完全连续体，并无端点。因此，来自身体和情感的原发损伤可能会悄无声息地危害整个筋膜系统，并且会引发一种似乎与原始创伤无关的代偿模式损伤或情况。

骨性结构是一种被动元件，受到起支撑作用的软组织的影响。受限筋膜的应变模式会挤压或拉动骨性结构脱离正确的轴线（对线），从而导致关节压迫并引发疼痛或（和）功能障碍。

筋膜理论提出，当筋膜发生粘连时，不仅是物理结构受到限制，受伤时的思想、记忆和反应也受到限制，我们将其称为"身体记忆"。当身体记忆卡住时，会在实际事件结束后日复一日、一遍又一遍重复相同信息。这个冻结时刻会产生诸如汉斯·塞利发表的有关警惕与反应的普通适应综合征文章（1955 年）中所描述的效应，这是衰竭状态后出现的一种阻力状态。神经和血管结构也会受到限制，造成神经性疾病或缺血性疾病。此外，筋膜缩短会限制其功能长度，从而降低功能的强度、收缩潜力和减速能力。

筋膜是一种反重力系统，通过吸收应力并将其分布至整个网络以保持平衡，并将身体和情感创伤降至最低。任何性质的限制均会造成进一步的伤害。随着时间、压力和应力增加，身体与情感都会遭受创伤（事实上，两者不应分开），从而出现了我们今天在客户（患者）身上看到的绝大多数症状。

筋膜网络不断地尝试代偿，将张力传递至整个网络，并且作为一个单位尝试以最小能量提供无应变和无疼痛的功能。功能障碍越多，筋膜动态会越弱，因而无法保持结构的完整性，筋膜会受限而引起结构变形。筋膜由于创伤而受限会妨碍其他任何力或压力适当扩散。这会导致身体区域承受无法忍受的冲击而发生损伤。肌肉痉挛和筋膜受限代偿最终会引起各种症状。

治疗经验

筋膜的三个主要成分：

- 胶原蛋白
- 弹性蛋白
- 基质

影响筋膜的三个主要条件：

- 损伤或创伤（任何身体或情感）
- 炎症过程
- 习惯性不良姿势

　　由于筋膜是张力传递系统（张拉整体），会适应各种需求；然而，当该系统发生损伤时，会沿着张力线发生功能障碍，导致离原始损伤点较远处出现各种症状。

筋膜松解的概念

　　MFR 技术起源于软组织活跃、整骨疗法、物理疗法、颅骶疗法和能量疗法，几十年来，这些疗法巧妙地结合得以形成今天的筋膜松解术。约翰·巴尔内斯在筋膜治疗领域中发挥了重要作用，开创了一种 MFR 持续方法，获得科学研究机构的认可。

　　MFR 是一种治疗方法，也是一种康复工具。它是一种手法疗法，意味着要求治疗师使用双手将技术施于客户的身体。治疗师通过感知各个平面上可能导致功能疼痛或障碍的紧张、受限和粘连区域以解决组织阻力障碍。MFR 是一种以客户为主导的治疗，涉及治疗师与客户之间的沟通，并极力推崇从客户身上获取治疗反应和身体意识的反馈。

　　MFR 方法的几个部分相互依赖。技术的应用是第一部分，筋膜的回弹是第二部分，筋膜的放松是第三部分。这三个部分形成一个互连三角形。另外两个同样重要的部分是治疗师为每一部分设立目标，并与客户沟通获得反馈（即治疗性对话）。

　　施用 MFR 技术时不可使用按摩油或润滑剂，以防止在皮肤上面出现打滑现象。通常，客户会穿着内衣，外面披着毛巾或浴巾接受治疗。在大多数情况下，MFR 治疗师会进行视觉、运动和触诊评估，并获取客户咨询表。

　　完成评估后，治疗师会从紧张区域、受热区域或柔软区域开始提供治疗。这些区域并非总是处于客户发生疼痛的地方。这是因为 MFR 技术是基于整个筋膜基质，当整个筋膜基质受到限制时会产生张力，影响整个网络的疼痛敏感结构。

最新研究结果

杰拉尔德·波拉克博士有关筋膜的水含量研究强调了流体动力学在人体筋膜中发挥的巨大作用。该项研究提出，除了气体、固体和液体之外，水还具有另一种状态，即凝胶状态。同时，该研究还提出水的两种主要形态，即结合水和自由水。水是以亲水组织形式存在，由颗粒胶体基质组成的液体晶体。波拉克将此种液体晶体称为结合水。结合水具有高度的黏弹性，提供蹦床式的反弹与弹性。自由水组织混乱，与结合水呈正负极（Pollack，2013）。

胶原蛋白是一种亲水组织。水大约占据筋膜组合物的三分之二，围绕胶原构成结合水，能够增强反弹、弹性和增加营养，从而促进气化、排泄和信息交流。然而，筋膜受限时，其胶原和弹性蛋白纤维会挤在一起，结合水减少。弹性蛋白是一种疏水（憎水）组织，会挤掉结合水（由亲水胶原纤维产生），让自由水引发炎症，并保持发炎症状。

波拉克继续描述光子能量（电磁辐射）如何为结合水充电，增加其黏弹性并促进组织健康。光子能量存在于任何地方，包括红外能量（热），而在提供 MFR 疗法时，光子能量会经由治疗师双手代入客户身体。这证实了巴尔内斯的理论，即训练有素的双手通过缓慢而持续的施力，利用水交换影响筋膜凝胶或基质。

帕米克等人（2009）、梅尔策等人（2010）以及斯坦德利和梅尔策（2008）为我们带来了其他有趣的研究。帕米克等人解释了筋膜在免疫系统，特别是 T3 细胞中的作用。在交感神经"战或逃"反应期间，一种称为转化生长因子 β（TGF-β）的物质被释放到筋膜网络中，负责提供筋膜张力。TGF-β 是促进肌成纤维细胞收缩、伤口挛缩、瘢痕组织和纤维产生的一种有效刺激剂，这些均会对免疫系统产生负面影响，使得筋膜组织更加受限，其弹性减少。借用缓慢而持续的施力，MFR 能够影响自主神经系统，实现从交感神经"战或逃"反应到副交感神经休息与消化功能的一种心理和手工转变，抵消 TGF-β 以改善免疫系统反应（Bhowmick et al.，2009）。

最后，斯坦德利和梅尔策，以及梅尔策等人的研究主要关注白介素，这是一种促进愈合的细胞因子晶体交感蛋白。研究显示，按住筋膜不到 3 分钟，白介素水平会下降。白介素 8 可以调节炎症反应，按住筋膜高达 3 分钟才会对白介素产生刺激作用，并且按住筋膜超过 5 分钟，白介素可增长一倍多。白介素 3 可以调节血细胞生成，按住筋膜长达 4 分钟，白介素 3 会增加（Meltzer et al.，2010；Standley and Meltzer，2008）。

　　想象一下，站在长宴桌一端，抓住桌布两角。同时拉动两角，向你的方向拉平桌布。再想象一下，在桌布中间稍向右边打个钉子。如果你再次抓住桌布两角拉动，桌面无法拉平；事实上，你越使劲拉，桌布就变得越紧。继续想象一下，你拉动的桌布两角是疼痛区域，钉子所在之处是筋膜受限处。如果为疼痛的地方提供更多的拉伸和放松治疗，则受限区域与接近的组织会产生更大的束缚。然而，如果你沿着受限线至原点（即钉子）消除受限处，你可以恢复整个结构均匀和相等的拉力。这就是 MFR 的三维工作原理。你要关注疼痛的地方，但是要观察、触摸和跟踪受限组织至受限起点并给予放松；接着创建平衡和恢复功能。

　　手法的实际操作是缓慢而持续按压组织障碍处，时长通常为 5 分钟或以上，不可在皮肤上面滑动。筋膜黏弹性会抵抗突来的力。阿恩特 – 舒尔茨定律指出弱刺激会增加生理活性，而强刺激会抑制或消除活性，表示"少即是多"。向组织施加较小压力会产生更大反应；快速有力施压则会出现组织阻力。这里强调的是需要使用缓慢而持续的施力，不要忽视各种机械刺激感受器的反应。如果你将船只快速地推离码头，船会进入水中，但不会行得太远。然而，如果你施加温和的力量，迎着水的阻力推，船会漂移更远。MFR 的工作原理也是如此。

　　MFR 治疗师要学会通过双手缓慢而持续的施力更加敏锐地感知组织的流动与衰退。我们将组织想象成一块海绵，MFR 治疗师慢慢挤出组织中的自由水，注回新鲜干净的水。同时，胶原的亲水性促使水分子组织成液晶基质（Pollack，2013），称为结合水。结合水的胶体液晶基质能够提供高度黏性，提高系统的弹性。

　　前面提到，筋膜基质的四种机械刺激感受器（高尔基腱、环层小体、鲁菲尼氏小体和间质）会响应刺激。MFR 通过触摸和动觉的意识，应用压感技术和持续施力松解筋膜受限处以刺激这些机械刺激感受器。当组织得到放松，就会拉长，并且当客户身体开始自发放松时，其他机械刺激感受器也会受到此动作的刺激。MFR 持续方法的三个应用实践是技术、放松和回弹，三者协作并促进所有筋膜机械刺激感受器的健康激活，最终促进与维持健康和功能。

　　MFR 还允许胶原蛋白和弹性蛋白纤维通过生物力学能量或治疗师的双手按压（压电）自我重构成更加有利的静态长度。这是利用了蛋白的半传导性质。

　　据认为，组织重构所需时间约为 90 秒至 120 秒；黏性基底物质决定了重构的难易程度。由于胶原蛋白仅在 90 秒到 120 秒后开始发生变化，因此 MFR 技术操作必须持续 5 分钟以上以对整个筋膜网络产生影响（Barnes，1990；Covell，2009）。

　　当胶原蛋白和弹性蛋白纤维进行自我重构，纤维交联处会被分解，筋膜平面会进行重新排列，局部循环（排泄物和营养物交换）会得到改善，并且软组织本体感觉机制会进行复位。当感觉机制得到复位，中枢神经系统会进行重新编程，从而实现正常的功能活动范围而不会诱发旧的疼痛模式。

综合考虑筋膜的黏弹特性、其机械性能和阿恩特－舒尔茨定律，我们清楚地意识到应用快速且强劲的施力会使整个基质有效地推回治疗师双手。相反，治疗师必须将双手放置在客户身体上面，轻柔施力，按入组织受限障碍处。训练有素的双手能够轻易分辨出各层的筋膜，稍后将进行详细的讨论。治疗师等待双手按入组织，并收紧松弛区域。按压时长非常重要。施力速度越慢，越能释放黏弹性基质内的胶原，增加结合水。缓慢且持续的施力让治疗师接触到整个筋膜基质，提高治疗师双手感知远端受限处的动觉意识；这些受限处会将双手拉向你。

持续施力大约 90 秒至 120 秒不仅会产生生理反应，还会对系统产生积极影响。筋膜能够响应触摸而变得柔软与放松，使治疗师能够沿用该手法以三维方式软化任何方向的受限处。只需持续按压而无须用力或滑动皮肤便能感知所有平面的筋膜受限处并软化组织，说明时长和动觉意识对于每个技术至关重要。由于组织仅在接受大约 90 秒至 120 秒按压后才开始放松，因此施用每种技术必须超过这个时长才能保持效果。经验与结果已表明，在施用 MFR 技术时，应该持续 5 分钟或以上，这是最近的研究正在证实的课题。

MFR 治疗师可以凭借各种技术感知到组织阻力；该阻力被称为终末感或组织障碍。"终末感"用于组织移位和卡住。感到哪个地方卡住（即具有异常的终末感）就在哪个地方施用该技术；接着，为客户身体进行重新评估，并提供相应治疗。在 MFR 中，终末感指的是组织（筋膜）黏合，会对微小按压或牵引产生阻力。如果治疗师继续拉或推（即施力）超过了该组织阻力或终末感，则组织会直接关闭，使你所做的松解工作变得无效。

MFR 治疗师可以先完成两三个筋膜技术，再让客户站起来，以便治疗师观察并感知所发生的变化和下一个治疗区域。在治疗期间帮助治疗师确定技术进展的另一种重要反馈信息是血管舒张或发红。这种现象通常发生在组织沿着牵引方向得到放松而血液循环加速的地方。客户也会反映，在离治疗师双手较远的地方感觉到组织活动或软化。这是由于牵引线的受限处得到放松而引起的。MFR 治疗师还应注意客户身体任何地方出现的自发动作或抽搐；该现象称为筋膜松解，我们将在第 10 章进行详细的讨论。

需要提及的一个关键点是，对于 MFR 方法来说，少即是多。这不是说你使用多大的施力，而是感受到多大的阻力。由于每个人的筋膜构成都是独一无二的，因此必须提供独特而具有个性化的治疗。人体属于三维体，受伤时三维空间均受损。因此，你必须采用三维方式，根据客户独特的筋膜基质给予所需的施力。

MFR 方法的最后一个关键点是，鼓励客户建立身心连接。当身体与精神连接时，会明显改善肌肉弹性并促进组织放松。MFR 治疗师鼓励客户在治疗期间专注于自己的身体，以增强治疗的效果和反应。这种自我意识被称为内感受（Schleip et al.，2012）。2012 年"国际筋膜研究大会"发表的研究表明，主动皮层刺激会增强感观刺激（Moseley、Zalucki and Wiech，2008）。换句话说，鼓励客户积极参与治疗过程能够增强治疗效果。

筋膜松解与其他按摩形式的对比

随着 MFR 的广泛应用，这一技术也被一些人误解。许多治疗师将 MFR 技术误认为是一种使用按摩油或润滑剂对深层组织实施更加缓慢和深入的按摩形式。实际上，还有许多治疗筋膜的优秀方法：有些关注于内脏筋膜，而有些关注于颅骶筋膜复合体或肌肉周围的结缔组织。人们将这些治疗方法看作是筋膜疗法而非按摩。

严格地说，由于筋膜与人体每个细胞相连，因此所有的身体疗法（为情绪系统带来认知意识的谈话疗法）和能量疗法均会对筋膜网络带来影响。然而，MFR 的独特之处是，它能够治疗整个筋膜网络，识别功能障碍所引起的症状，并将筋膜视为一个连续整体提供治疗。

MFR 是一种完整的治疗方法，其主要目标是治疗整个人，而不仅仅是症状。MFR 无法单独治疗肌肉或骨骼。MFR 治疗师无法针对肌肉长度，而是治疗为整个身体带来约束效应粘连筋膜网的拧扭点。治疗师在提供治疗时，双手感受到的不是肌肉，而是整个筋膜连续体的薄弱处和流动性。

在治疗筋膜复合体中，我们不仅影响组织的物理性质，同时还影响每个细胞内存储的情绪、记忆和思想。性格中所产生的能量从根本上影响了人体健康。

治疗经验

　　许多治疗师会问如何针对特定症状或损伤寻找最佳的 MFR 技术。如果客户反复出现某种疼痛或症状，我们应该将身体视为一个整体提供治疗，跳出治疗症状的框架，转而创建全身的平衡与功能。我们必须接受一个事实，即身体每个部分均支撑着相对应结构而构成一种完整性，没有某个部分是孤立存在（张拉整体）的。因此，没有针对特定病痛、疼痛或损伤的特定治疗方法。假如客户肩部患有反复性损伤，如果其胸廓、骨盆和脚踝无法正常工作或达到适当平衡，则该问题无法解决，因为这些都是支撑肩膀的结构。这同样适用于诸如纤维肌痛和慢性疲劳综合征。虽然，不同的客户可能拥有相同症状，但其起因则可能完全不同。因此，MFR 治疗师应该帮助客户解决病因，而非症状。

　　刚接触 MFR 的治疗师难以为客户寻找解决方案，那是他们误解了该方法，或是没有将 MFR 视为一种全身的治疗方法。当他们掌握了如何在三维筋膜网络中寻找并跟踪那些可能对身体任何地方造成疼痛的受限处，便能够将此治疗方法提升到一个全新的水平。

　　当我们感到不安或愤怒时，情绪会存储在身体中，最终留置于体内，必须存储在某个地方，身体就相当于一个垃圾箱。无论存在哪里，均会影响我们的行动和反应，就像计算机病毒一样。

　　许多筋膜治疗方式在各个方面都有相似处和不同处。然而，MFR 拥有许多独特的地方，使它完全有别于其他筋膜治疗技术。

　　以下显示书中 MFR 方法的主要特点，以及与任何其他筋膜治疗方法的区别：

- 治疗整个筋膜基质，而不只是肌肉或肌肉长度及其相关的筋膜鞘。
- 查找疼痛的位置，并且从其他地方寻找原因。
- 需要时间而无须用力触摸让筋膜在三维中得到软化。
- 让客户参与整个过程，促进沟通以增强治疗反应。
- 鼓励客户放松身心，提高内部意识（内感受）。
- 采用一种动态、自发的运动方法放松身体和情感的固定模式。
- 不是一种规程或治疗长度的问题，每次均提供独特的治疗。
- 作为家庭康复计划，其中包括筋膜拉伸。

MFR 不仅能够治疗身体，同时还能治疗创伤产生的情绪反应。

结合 MFR 中的筋膜回弹和筋膜松解手法能够治疗疼痛、情绪舒缓和习惯性固定模式，如果这些问题没有得到及时的治疗，最终会对系统造成严重的破坏。

筋膜松解的益处

MFR 拥有以下益处：

- 基质中水量（结合水）增加（排泄物和营养物交换）会提高整体健康。
- 促进放松和提升幸福感。
- 消除常见的疼痛和不适感。
- 提高本体感受和内感受。
- 重建和改善关节活动度和肌肉功能。
- 改善消化、吸收和排泄功能。
- 恢复平衡并促进正确姿势的形成。
- 损伤恢复和康复。
- 作为竞技或运动训练例程与维护计划的一部分，以提高运动的流动性和表现性。
- 提高情绪问题的意识并提供解决方法。

治疗师在治疗中采用 MFR 治疗带来以下益处：

- 易学易用。
- 易于整合至现有手法中。
- 提供多样的治疗方法。
- 可以轻松使用身体和双手，延长职业生涯。
- 提高触觉和直觉。

筋膜松解疗程

客户在受伤后应该尽快接受 MFR 治疗，以促进修复过程并避免代偿性连锁效应。然而，受伤后约 6 周至 8 周应避免在瘢痕部位及其周围接受任何操作。

MFR 不仅可以放松引起疼痛的受限处和瘢痕，还可以作为术后、产后或治疗之前的一种放松工具。治疗师应该与有这些情况的客户事先讨论，并且获得医生的许可后再提供 MFR 治疗。

　　MFR 可以作为单次治疗，治疗时长基于客户偏好，通常为 1 小时或以上。由于 MFR 属于缓慢而温和的治疗方法，许多客户需要接受每次 2~3 小时治疗才能从治疗中受益，因为治疗师拥有足够的时间为全身提供治疗。这可以促进全身软化和放松，并且为客户提供更加省力、灵活而无疼痛的姿势。治疗次数越规律，客户受益越多，因为治疗师可以解决各层出现的受限处和代偿模式问题。每次提供 MFR 治疗均会放松限制区域，定期接受治疗可避免受限复发。

　　MFR 也常作为一种多位治疗师协作的疗法，即两三位治疗师共同为一位客户提供治疗。多位治疗师协作可以为客户提供额外手治疗，即一双手无法顾及的其他位置。我们将在第 13 章进行更加详细的讨论。

　　MFR 通常是在诊所、治疗中心、医院或保健中心实施的。许多治疗师会在自己家或到客户家提供治疗。然而，在体育俱乐部、体育中心、私人诊所、牙医手术和医生手术中仍然可以看到 MFR 疗法的身影。因为 MFR 治疗师无须任何工具、按摩油或润滑剂，有时甚至不需要治疗台，只需在施用直接皮肤接触技术时提供必要披盖，便可以随时随地提供治疗。

　　MFR 能够深度放松身体和情绪方面积累的紧张问题。因此，不建议对那些同一天需要完成多项任务的客户提供 MFR 疗法。例如，即将参加体育比赛或舞蹈表演的客户不可在当天接受 MFR 治疗。然而，每个人都有自己独特的需求，可以与客户沟通。 MFR 适用于各个年龄段的人，除了第 3 章描述的有禁忌证的人以外。

结束语

　　MFR 是一种个性化的治疗方法，需要时间进行评估和治疗，不会对身体产生压迫感。思考本书提供的各种技术，感受你的双手，并提供独特的放松。记住，不是使用多大的施力，而是感受到多大的阻力。

　　记住以下基本概念有助于你充分利用 MFR ：

• 为整个身体提供评估、触诊和治疗。

• 始终用皮肤接触提供 MFR 技术，切勿透过衣服或毛巾提供此技术。为了避免双手在皮肤上打滑，请勿使用按摩油或润滑剂。

• 将双手按入客户身体，处理组织障碍或终末感问题，不可强迫。等待该部位得到放松，然后收紧组织松弛的地方，移至下一个障碍处。

- 实施每种技术约 5 分钟或以上，以使组织内部发生生理变化。
- 双手不可滑动或滑过客户皮肤，因为起不到松解筋膜的作用。
- 允许客户有自己的想法、感觉和记忆；不可以用任何方式判断或引导客户。

简答题

1. 治疗三维筋膜基质与治疗肌肉的不同之处？
2. 什么是结合水？
3. 筋膜哪部分负责脂肪储存？
4. 筋膜需要几秒响应触摸？
5. 筋膜三大主要成分是什么？

第 2 章

初步评估

对客户进行初步评估是所有治疗中非常重要的部分。获得所有客户的个人情况和医疗信息，以及了解他们的症状和病史。请勿忘记征求客户同意接受治疗。始终微笑欢迎客户，如果合适的话可以进行眼神接触与握手，这能够让你拥有一个良好的开始。让客户在治疗室中拥有宾至如归的感觉，再开始咨询过程。你可以要求客户在进入治疗室之前填写表格，也可以同客户一起填写表格。

咨询中最重要的部分是聆听客户的心声，客户通常比你更加了解自己的症状和状况。许多客户已经接受过多次专家会诊、门诊就诊和物理治疗，同时还接受过扫描、检测和 X 射线检查，但是疼痛仍然存在。主要是因为常规检查无法显示软组织损伤，客户病情得不到确诊，导致进一步的情绪问题，再加上组织随着时间推移不断粘连而使疼痛加剧。

身体评估来自咨询过程的细节，并取决于实践的范围。并非所有治疗师均接受过有关特殊骨科测试或测量设备使用的培训，如关节角度尺（关节角度测量设备，类似专业量角器）。身体评估包括姿势评估、关节活动度评估和软组织触诊。有些治疗师还进行步态评估和特定肌肉试验。

治疗经验

我有许多客户患有慢性疼痛症状，他们觉得，大多数治疗师与他们谈论症状只是为了统计数据，并非真正聆听他们的想法。这就是为什么说倾听客户很重要，刚开始最好不要做记录，以便更加集中精力倾听客户的想法。

客户咨询

许多客户都是在尝试各种辅助疗法后，经人推荐、在线搜索或通过口碑推荐开始接触 MFR。务必询问客户是否接受过其他辅助治疗方法，取得什么效果。任何信息都是好信息，能够告诉你他们所期待的、不想要的，以及想要的。

从一开始设置正确场景，观看、观察、聆听，以及领悟言外之意。照着以下方法做：

◆ 欢迎客户进入治疗室。
◆ 客户谈话时用眼睛看着他们，保持开放姿态，成为积极的倾听者。
◆ 观察他们的肢体语言，并注意他们如何描述症状。
◆ 关注他们坐、站和走的方式。
◆ 鼓励他们描述症状。

实施上述所有做法能够增强客户对你的信心，同时为治疗提供重要信息。花时间做评估。每个评估可能需要 30 分钟至 40 分钟，如果客户预先填完咨询表，则只需更少的时间。

咨询不仅仅是获取信息，通常还是与客户建立融洽关系的机会。获取客户的历史信息要自信，讨论药物、手术、疼痛模式和疼痛史非常重要。花时间与客户讨论所提供的信息。如果你对于某些药物、状况和症状不确定，请询问客户；你无须了解一切。在完成初次治疗后，你可以随时查看相关信息。

每种治疗形式均有自己风格的医疗信息获取方式和咨询表格，以及反映实践范围的客观评估。瑞典式按摩治疗师采用的咨询表格与运动治疗师采用的咨询表格完全不同，后者主要处理慢性与急性损伤。MFR 更像是一种治疗方式，需要采用筋膜视角仔细观察客户的姿势，同时还要了解客户疼痛史的详情，以及有关手术、损伤和创伤的信息。

咨询表格需要切中要害，与治疗相关，并且应该能为后续治疗的重新评估提供信息。在实践中，我尝试采用疼痛之外的词。我想确认客户的疼痛，但是也想采用一种温和的表达方式以缓解他们疼痛的负担。于是，我采用"不适"这个词作为一个选项。你也可以这样问客户："你接受治疗的主要原因是什么？"与其他治疗方法一样，MFR 需要客户签名同意方能提供治疗。

表格应该要求客户填写姓名、完整地址和联系信息，其中包括家庭电话号码、手机号码和电子邮件地址。确保你已获得正确的联系人详细信息，以便你重新安排或取消预约。了解客户是否经由他人推荐，能够为你提供市场信息以及客户所期待的治疗效果。获取客户全科医生（GP）的姓名与联系信息以供紧急情况下联系。你可以在客户许可下给 GP 写信，报告客户的情况以及你的解决方案。这表明你拥有良好的沟通技巧，同时也能够为你带来一些广告效应。

　　本章结尾部分提供示例表 2.1，引导客户提供有关个人资料、病史、一般健康以及接受治疗原因的详细信息。此表还包括客户同意接受治疗的签名栏。

　　你需要学会读懂客户话语间的信息。有时，客户身体所呈现的或未说出的话能够提供比咨询过程更多的信息，这种非语言沟通可以帮你更好地了解客户的症状。面部表情、手势和词汇均能够向你揭示客户对自己症状与状况的感受，以及他是否有信心改善这些状况。所有的这些信息均可以在你提供 MFR 治疗期间给予帮助。客户如何描述症状以及如何提供信息也能够透露他们的学习风格和个性。这些信息可以在你提供治疗时给予指导，让你更加了解客户的需求，并采用更加合适的方式满足其需求，我们称之为镜像反应。

在 MFR 治疗咨询中，你应该实施以下事项：

- 获取客户信息和医疗咨询表。
- 重读并确认客户所写的内容。
- 讨论客户症状、发病与进展、治疗和测试。
- 询问是否有药物注意事项。
- 询问是否接受过任何牙科治疗和手术。
- 询问是否遭受过任何损伤、跌倒和车祸。

如果你实施这些事项的话，此时客户应该还穿着衣服或至少穿着治疗袍。许多客户都非常急切地想要尽快抵达治疗台接受治疗。在客户一进入房间，就要礼貌和专业地告诉他们整个治疗形式，使他们尽可能感到舒适。

病史

　　病史提供了有关客户手术、骨折、意外情况或伤害的详细信息。你还需要了解他们目前服用的任何药物，其中包括处方药、非处方药、营养补充剂、维生素、矿物质和中草药。如果客户服用的不是 MFR 禁忌药物，你需要知道该药物的服用剂量以及服用时间。如果你对某些药物不太熟悉，需要询问客户服用什么药物，药物产生什么药效，服用多长时间，以及服用该药物是否禁止接受 MFR

有效提问

有效提问涉及提供完整描述性答案的问题。封闭式问题的答案为是或否，如下所示：

- 你跟医生谈过该症状吗？
- 产生的不适感会影响你的睡眠吗？
- 不适感会持续一整天吗？

有效提问是一种开放式问题，需要的答案不止是或否。这些问题让客户参与对话，并提供更多信息。有些客户已找寻多名专家会诊，但其症状始终未得到理解和确诊。客户可能觉得这些专家并没有认真倾听他们，因此四处奔波寻医。开放式问题让你的客户相信你对他们感兴趣，而不只是帮助他们缓解不适感。你要让他们知道，他们不是一个标签、一种情况或一个统计数据，而是一个需要你付出时间、同情和理解的人。

以下是一些开放式问题示例：

- 你如何描述症状？
- 专家咨询进展如何？
- 症状对你的影响是什么？
- 症状是怎么开始的？

治疗。你可以购买药物字典和索引书，为你提供所需的药物信息，你也可以致电客户医生获取更多相关信息，并在网上搜索相关资料。

你还需要了解客户现在是否就任何情况和不适接受全科医生、门诊、专家或理疗／疼痛诊所的治疗。你需要确定客户当前情况是否可以接受 MFR 治疗。我更加关注于为那些腹部不适并且尚未转交给胃肠专家的客户提供治疗，而不是为那些已经看遍全科医生和专家并已在诊所接受治疗的客户提供治疗，因为没有人能够找出该疼痛的原因。这样的信息应该在客户预约时提及，以防浪费你与客户的时间。

如果客户正在接受其他手法治疗，例如物理治疗、整骨疗法和脊椎按摩，MFR 可以增强这些疗法的效果。组合疗法存在的唯一问题是，你无法明确什么有效，什么无效。许多治疗师优先实施软组织治疗，再实施手工骨性结构调整，让组织得到充分放松以接受调整，并将效果持续更长的时间。

咨询表列出各种情况，并询问客户是否曾经出现过这些情况，包括先天性疾病和禁忌情况，以及想要接受 MFR 治疗的主要原因或次要原因。

治疗经验

我总是跟我的客户说，如果他们享受某种针灸、按摩或能量疗法，并且能够从中获益，那么应该继续接受该项治疗，这能够强化他们的放松过程。我让他们知道，这些疗法都是相辅相成的，可以增强 MFR 的疗效。

基本情况（病情）是客户接受 MFR 治疗的原因。你需要了解以下内容：

- 什么症状？
- 何时出现？
- 如何出现？
- 是否旧伤复发或疼痛？
- 如何影响客户？
- 妨碍客户做什么？
- 是什么让症状有所改善？
- 是什么让症状有所加剧？

花时间与客户讨论所有症状，要求客户描述不适症状以及是否在一天中有所改善。

由于大多数接受 MFR 治疗的客户均出现慢性和不适的症状，通过骨科物理评估疼痛级别（其中数字 1 表示最小级别疼痛，数字 10 表示最大级别疼痛）可以为你提供巨大的帮助。疼痛级别帮助客户描述他们当前遭受的不适程度，是否处于最糟糕的时候，以及对日常一天的影响程度。你也可以增加一些问题，询问他们感觉美好和感觉糟糕的一天里所遭受的不适级别。许多治疗师喜欢提供身体构图，以便客户可以指出他们不适的位置，并确定紧张、麻木或刺痛的区域。本章结尾提供的表 2.1 包括此类图表。接着，你还需要一个提供主观信息的身体图表和另一个（你的姿势评估，稍后讨论）提供客观信息的身体图表。

你还需要了解客户是否接受过任何检测、扫描或 X 射线检查，以及是否从中获得任何结论，同时还要了解客户从医疗服务提供者那里所接受的所有治疗，以及是否有效。该表应该提供一些空白以供客户填写任何其他信息，说明寻求治疗的原因。相关的示例表请参见本章结尾提供的表 2.1。为客户提供机会写出他们采用其他治疗方法未得到解决的信息。例如，客户可能会认为他们的症状与食物不耐受和过敏反应相关，或者与情绪、工作、压力或分娩困难相关。

提示 确保客户在病历表中签署名字和日期，如有需要则提供副本。有些治疗培训机构和会员组织还要求治疗师在咨询、后续评估和治疗中签名。请联系有关组织获取相关指导。

有些客户急于接受治疗，而未充分、准确地填写初始咨询表。出于保护你与客户的理由，请一起完成表格填写，尽量确保你拥有跟踪治疗进展所需的信息。

关键的后续问题

你可能会考虑以下事项，因为它们直接影响客户身体功能，甚至可能导致功能障碍和不适。

- 问客户从事的工种，是否需要全天候站着或坐着，很少或没有走动的机会。客户是否全天使用计算机或开车？客户从事的职业直接影响你对姿势的评估。注意客户是使用计算机和鼠标还是使用笔记本电脑放在大腿上（膝上型）进行工作。整天坐在办公室的客户通常会出现骨盆前倾及背部不适。

- 出现腰部问题和骨盆失衡的另一个关键因素是经常双腿交叉坐着或长时间在裤子后面口袋装着钱包或手机坐着。这些姿势会让骨盆长期处于不平衡状态，导致功能障碍和不适。

- 其他因素还有穿新跑鞋或长时间穿无足弓支撑的旧鞋，其中包括穿不合脚的拖鞋。

- 睡眠姿势也是考虑的因素，因为长期保持一个姿势会影响背部、肩部和颈部，特别是睡觉时采用趴着睡或手举过头顶的姿势。

- 你还需要了解客户是否经常参加运动或去健身房，以及客户的爱好。重复性劳损也出现在姿势评估中，并可能导致不适。

- 确保询问客户其颌部是否有任何问题或戴护齿。大多数客户没有意识到，其实下颌紧张与身体其他部分的紧张和不适存在一定的关系。

- 询问客户是否使用任何鞋垫或后跟垫。如果使用后跟垫，请尽量了解更多相关信息。这些后跟垫是特别定制，还是柜台购买的？第一次用它们的原因是什么？客户使用足部矫形器不仅仅出于足部和脚踝疼痛和不适，还出于背部问题、骨盆失衡、双腿长度差异，甚至颌部疼痛。如果为经常使用矫形器的客户提供 MFR 治疗，你必须了解客户使用矫形器的原因才能持续帮助他们缓解症状。否则即使花大量时间为客户提供 MFR 找回身体平衡也无济于事，当客户穿回鞋子，又会回到原来的样子。

- 如果客户是出于疼痛和不适而接受矫形器治疗，请与客户和专家合作，帮助客户最终进入摆脱矫形器的阶段。向客户解释，使用后跟垫会一直存在腿长不一和骨盆失衡，你提供 MFR 治疗的目标是平衡整个身体，让客户摆脱矫形器。在其他相关医疗保健专家的同意和理解下，逐步推进治疗进程。

身体评估

在完成初步提问和客户医疗与个人信息表填写之后，进行身体评估，该评估可分为两部分：站着评估（姿势评估包括视觉和触诊评估）和躺在治疗台评估（触诊评估）。触诊评估将在第 4 章讨论。身体姿势评估与触诊评估必须获得客户签名同意。

视觉姿势评估能够看出客户身体平衡与失衡的程度。至少，你应该注意到什么平衡，什么失衡，施用一些技术，再观察发生什么改变。在治疗开始或结束进行姿势评估和触诊评估能够增强疗效，帮助你与客户观察治疗进程。

功能评估内容取决于治疗形式。大多数物理治疗师、脊椎按摩师、整骨师、运动按摩师和按摩治疗师会定期筛查关节和肌肉范围，而整体按摩师和放松按摩师则不会。重要的是在治疗前后都进行充分的评估，以确定治疗进展，并帮助客户观察治疗带来的任何变化。

MFR 治疗过程可以包括以下任何部分或全部：

- 视觉评估站姿，再进行触诊评估。
- 运动和步态分析。
- 骨科评估和特殊测试。
- 关节角度尺测量（用于测量关节活动度的工具）。
- 姿势照片拍摄（仅在客户允许的情况下）。

根据你的实践范围，身体评估可以包括各种评估方法。在每次治疗过程中，询问客户有关最近一次治疗的反应以及当前出现的症状。本书描述了有关姿势（本章后面讲述）和触诊（第 4 章讨论）的评估工具。针对关节范围和步态评估的测试需要特殊训练，超越本书讨论的范围。

提示 ▸ 要求客户提供所有受伤、意外事故和手术干预的详细信息，因为筋膜系统存储了一生的伤害事件，会不断影响筋膜的功能和形式。

- 要求客户在治疗当天不要使用身体保湿霜或美白产品，因为这些产品可能会导致你的手部在客户皮肤上打滑。
- 客户通常穿着内衣接受治疗。然而，有些客户可能喜欢穿宽松的短裤和背心。
- 前扣文胸和运动胸罩对于在客户背部提供 MFR 治疗造成困难。询问客户是否愿意摘下文胸接受相应的覆盖物，要求客户在后续治疗中穿戴替代品。
- 由于 MFR 是直接接触皮肤实施的，某些技术可能需要你在文胸带和内衣的边缘滑动手部。始终征求客户的同意。如果你认为有必要，请在咨询表同意部分添加标注。

姿势评估

在姿势评估中主要是获得身体结构对称和平衡的信息，而不是诊断客户的不适。有许多种观察人体和了解功能障碍的方法。如果一条腿相比另一条腿外旋，逻辑上我们会看到该条腿髋关节回旋肌外旋。然而，骨盆失衡和腰部功能障碍也会导致腿部向外旋转，这可能是 10 年前车祸导致的结果。进行姿势评估的最简单方法是寻找平衡和失衡的地方。

你还必须考虑到，当客户站立时，可能处于旧伤、重复性运动劳损、工作姿势，甚至是睡姿的代偿性习惯姿势。你所看到的情况可能是导致目前功能障碍和不适的原因所在，然而还有些原因隐藏得更深而未能得到充分治疗或根本没有接受过治疗。

当身体站立时，必须克服地心引力并采用一种最有效而不痛的姿势。没有人会整天站着，客户在站立时甚至可能不会产生任何疼痛。如果在提供治疗之前查找平衡和失衡之处，你便可以在治疗期间和治疗后的重新评估中看到改变。没有人体是完全平衡的，人体也不需要完全平衡。你的目标是帮助客户恢复无痛而积极的生活方式。

如何实施姿势评估和触诊评估取决于你。重要的是，你要拥有一个过程来比较初始评估与后续评估。在所有触摸评估和技术中，如果你需要触摸客户身体，确保手法轻柔。采用有效对话与客户建立连接。

以下是视觉姿势评估的步骤：

1. 要求客户除去内衣之外的其他衣服，其中包括袜子。在所有姿势评估中，你必须尽可能观看和感觉皮肤。如果客户觉得穿着内衣站着不舒服，可以接受穿着短裤或泳装（女式两件式泳衣）。
2. 如果客户留长发，要求扎起来，以便你观看和触摸脖子和头骨位置。在我的治疗室抽屉里常备一包为客户准备的发带。

3. 要求客户采用自然的站姿。许多客户刻意采用最好的姿势，站得又高又直。不幸的是，这让身体处于不自然的姿势。建议客户放松，摆出最正常的姿势。

4. 首先查看身体前面、后面和两侧的平衡和对称，记录下来。

治疗经验

即使是客户理解姿势评估，但是没有人喜欢被人盯着看，特别是穿着内衣。尝试通过谈话让客户放松，注意治疗室的室内温度。

查看身体的五个位置（见图2.1）：
• 前视图
• 后视图
• 右侧（侧面）视图
• 左侧（侧面）视图
• 从顶到底（横断面）视图

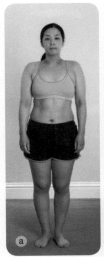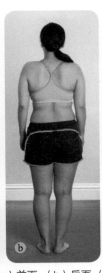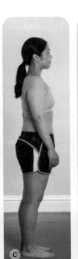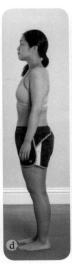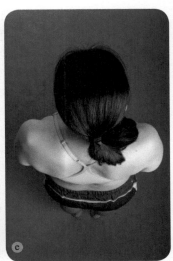

图 2.1 观看身体（a）前面，（b）后面，（c-d）侧面和（e）横断面的姿势

　　身体拥有两条铅垂线，一条代表从左右方向观看身体前后平衡，另一条代表左右侧视图的重心（COG）平衡。前后视图的中心铅垂线应该完全从身体中间切分，前面从双足中间向上切分至耻骨联合、肚脐、胸骨、肱骨、颌部、鼻子、两眼和头顶，后面相应地从双足中间垂直向上切分至尾骨、脊柱和头顶。侧面铅垂线则从侧脚踝中间向上切分至膝关节、大转子、腰椎中间、肩峰、颈椎中间、耳朵和头顶。

前视图的姿势问题：

- 大脚趾是否对等，内翻或外翻，或偏移？
- 足部是否下坠，外翻或内翻？
- 脚踝和足部是否向外旋或向内旋？
- 髌骨是否朝向前方或是某侧？
- 双腿是否内弯、外弯或笔直？
- 双腿肌肉的强度是否一样？
- 髂前上棘（ASIS）和骨盆缘是否水平对齐？
- 胸部是否与骨盆顶部水平对齐？
- 肚脐是否位于腹部中间或偏向一侧？
- 肋骨拱形部分或角度是否水平对齐？
- 胸部或乳房区域是否水平对齐？
- 胸锁关节（SC）是否水平对齐？
- 颈椎至肩峰距离左右两侧是否对等？
- 肩带与胸部和骨盆顶部是否水平对齐？
- 耳朵是否水平对齐？
- 头部是否倾斜或侧弯，或在颈椎上呈现旋转？
- 双臂在身体两侧是否水平对齐？
- 双臂是否外旋或内旋？
- 双臂与身体之间的空间在两侧是否相同？
- 眼睛是否水平对齐？
- 颌部是否水平对齐？
- 鼻子是否位于中心线或偏向一侧？

后视图的姿势问题：

- 双足是否下坠，内翻或外翻？
- 脚踝和双足是否外旋或内旋？
- 跟腱是否水平对齐？
- 小腿肌是否对等？
- 膝关节背面皱褶是否对称？

- 双腿是否呈内旋、外旋或笔直？
- 骨盆下方或双足上方的部分是否对等？
- 臀部皱褶是否对称？
- 髂后上棘（PSIS）和骨盆缘是否对等？
- 胸部与骨盆顶部是否水平对齐？
- 背部（或腿部）皮肤褶皱是否对称？
- 肩胛骨是否对等或在翼侧？
- 身体与手臂之间的空间在两侧是否对等？
- 双臂是外旋还是内旋？
- 双臂在身体两侧是否对齐？
- 颈椎至肩峰距离左右两侧是否对等？
- 肩带与胸部和骨盆顶部是否水平对齐？
- 耳朵是否水平对齐？
- 头部是否倾斜或侧弯，或在颈椎上呈现旋转？

侧视图的姿势问题：
- 身体某些部位更多倾向于铅垂线前面还是后面？
- 膝关节是过伸还是过度屈曲状态？
- 髋部是否位于铅垂线前面或后面？
- 髂后上棘（PSIS）与髂前上棘（ASIS）是否水平垂直于同一平面？（女性的 ASIS 通常略低于 PSIS。）
- 脊柱哪些部分更偏向于铅垂线前面或后面？
- 头部是否前伸或缩回？
- 颈椎是平直或弯曲？
- 头部是否向后倾？
- 身体两侧是否相等？

站在客户后面可以清楚观看横断面。告知客户你要做什么，然后直视他的背部，看看臀部是否对等置于双腿之上，胸部是否对等置于臀部之上，肩部是否对等置于胸部之上，头部是否对等置于肩膀之上（见图 2.2）。如果需要可以站在凳子上面，这样可以清楚地确定平衡程度（或失衡程度）。这可以向你提供侧视图所观察的东西出现的旋转关系。如果你在右侧视图观察到上身相比左侧视图偏铅垂线前面，那么采用横断面向下看的方式，你会看到身体左旋。

如果你对于实施姿势评估有信心，你可能需要其他因素帮助你区分平衡与失衡。如果你对实施姿势评估不够自信，请在四个视图的每个视图中仅使用五个或六个标志点，并在姿势评估图表中做记号。

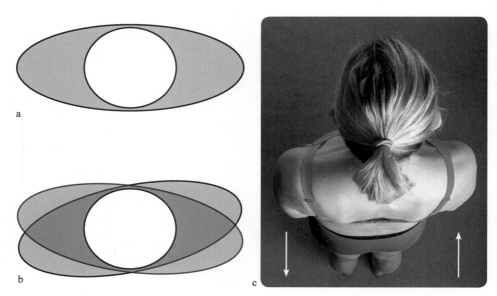

图 2.2 横断面姿势评估。头部与肩部应该在一条线上（a），并且肩部均匀地位于胸部和髋部之上。如果横断面不平衡，则肩部相对于头部呈现旋转（b）。（c）此人髋部与双腿不平衡，则胸部与髋部不平衡。身体右侧比左侧更加偏前面；身体右侧向左旋

　　我使用的标志点是踝骨、膝关节、从前面至髂前上棘（ASIS）、从后面至髂后上棘（PSIS）、从背部至肩胛骨下角、从前面到 SC 关节、肩膀和耳朵。从侧面看，我观看脚踝、膝关节、骨盆、胸部和耳朵。

图表符号

　　如果你与其他治疗师共同为同一个客户提供治疗，你们需要使用相同的术语和速记，以确保了解对方的备注。从绘制人体结构对称性和不对称性的图表开始。如果你在前视图中看到一肩高于另一肩，那么在这两者之间画一条线，用一个角度表示哪个肩高。在前视图和后视图选择出不对称之处实施上述相同操作。

　　侧视图中，在客户身体偏向侧铅垂线的前方或后方绘制箭头记号。在疼痛和紧张区域画阴影或 X，如果客户咨询表中主观评估已提及则不用标记。尽可能多做笔记或拍摄照片（得到客户许可）。

　　你可以将看到的全部信息添加至客户提供的资料中，以便更好地了解客户的疼痛和功能障碍。该综合姿势评估有助于治疗中和治疗后进行重新评估（实施与最初相同的评估）。这些信息会向你提示哪些地方发生改变，哪些地方软化，以及哪些地方获得平衡，有助于你确定下一步的治疗方案。

观察足部和腿部

从前后视图查看客户的足部和腿部。在耻骨联合到双足之间的地面画一条垂直虚线。想象双腿之间呈现两个直角三角形，背对背。三角形一边是铅垂线，一边是腿，另一边是地板。两个三角形宽窄相同吗？较窄的三角形通常位于腿部承载大部分体重的身体一侧。你可以询问客户使用哪条腿承载大部分的体重。有些人能够清楚告诉你，有些人不清楚。你可以在姿势评估表的角落绘制出这个三角形，用于稍后的重新评估中。

重力经由脊柱传至骶骨基部，接着均匀分布于每个髋臼的左右侧，经由股骨、胫骨、脚踝至跟骨。相反，身体的反重力系统（表面基质）将其推至地面以稳定身体，沿着身体相同行径出现反作用力。为了应对异常拉力、紧绷的状态、紧张和疼痛，身体试图采用一种最有效而无痛的方式提供最佳调整。这可能会导致体重不均匀分布。当姿势疲惫时，身体就会慢慢地移位，才能支撑施加在上面的张力。最终，需求变得更多，从而导致疼痛和功能障碍。

这个问题不像扁平足、髋骨前旋、腰椎侧弯或翼状肩胛那么简单。由于筋膜系统连接所有骨骼、肌肉、神经和血管，因此身体是一种从头至尾完全不间断的完整系统。如果腿部出现失衡，体重不均匀分布于双腿，那么无法对上面部分提供坚实的基础，必然需要代偿功能。

观察骨盆

在第 4 章中，我们将进一步讨论有关骨盆的观察，以及如何在触诊评估中对骨盆，即髂前上棘（ASIS）和髂后上棘（PSIS）做解剖标志。该部分为你提供有关身体中间的平衡与功能信息，从而让你更加深入了解整个系统的功能障碍。当这些点不位于相同水平面上时，盆腔内部也会出现失衡，导致内部受到挤压和扭曲（更不用说分娩并发症）而引发各种内部症状。许多书和参考文献指出，ASIS应该比同侧的 PSIS 稍低（即骨盆轻微前倾），特别是女性朋友。然而，如果你从前面看到两个 ASIS 之间拥有高度差异，这意味着骨盆一侧比另一侧更加向前倾。这表明骨盆失衡。

观察颌部

最后，让我们看看颌部。颌骨是身体中唯一的双关节骨。颌骨在头部两侧均有滑膜关节和关节盘。人体中出现的任何失衡和功能障碍总会呈现在颌骨上，反之亦然。患有盆腔功能障碍和背痛的客户通常伴有颌骨问题病史；有些客户是由于戴着牙箍和牙套而引起的。

　　许多客户抱怨下巴有异响，看多次牙医均未得到解决。张拉整体结构模型中的筋膜网络与骨质间隔之间的关系清楚地表明，颌下方整个结构必须平衡才能解决其疼痛和功能障碍的问题。

骨盆功能障碍的实践操作

我们通过实际测试解释骨盆的移动方式和功能障碍的由来，帮助客户了解我们将身体视为一个整体的原因。采用下列步骤为客户提供指导。

- 站立，双手置于 ASIS 上方的髋骨。
- 确保双足对等位于髋部下方，朝向前方。
- 不移动双足，向左旋转髋部和身体。
- 注意观察骨盆右侧如何开始向前下倾，以及骨盆左侧向背、向后和向上倾。
- 注意双腿发生什么变化？右腿是否居中或内旋，左腿是否同时侧旋或外旋。
- 现在感觉双膝；右膝弯曲，同时左膝延伸。
- 现在感觉双足；右脚足弓下降，重心置于右脚内侧和左脚外侧。

你现在可以清楚看到，骨盆失衡如何引起足部和膝关节问题，以及足部问题如何引起腰部问题，因为支撑脊柱的骨盆得不到下方均匀的支撑。

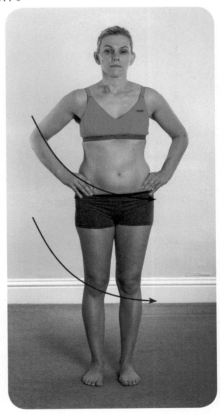

功能失衡的实践操作

每个人都有优势侧，惯用一侧睡，惯用一侧工作或运动，惯用的这侧会出现代偿性疼痛与功能障碍。下面将列出一些简单的方法帮助你了解身体某侧缩短和变紧对整个系统产生的影响。

- 站立，臀部与肋骨拉向身体右侧，足不离地。
- 当你身体的一侧缩短，另一侧肩膀会向上提。你正在做的是侧弯腰椎并缩短一侧。接着，颈部向上提，肩部侧弯，出现紧张和拉抻，以及骨盆、胸椎与肩胛带失衡，最终导致疼痛。如果身体任何地方缩短，会造成整个结构出现各种失衡。
- 大多数人均患有某种程度的颈椎失衡，其中最常见的为头前伸，即头部相对胸部向前移，这会导致组织施加异常拉力以稳固和支撑头部。当颈椎受损时，由于骨性结构与软组织结构之间的关系，必然会大幅度降低肩部的正常功能。
- 如果我们从下巴开始画一条铅垂线，应该经过胸骨柄，如下面的照片所示。在大多数情况下，会经过胸骨向下约 2 厘米。在技术上，凡是超出胸骨柄均称为头前伸。

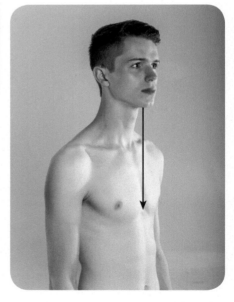

- 现在，站立，收下巴，伸直颈椎。
- 采用这个姿势，双臂两侧外展抬至头顶，像在做肩胛骨滑行测试。
- 感觉举双臂非常轻松。
- 现在，放松脖子和下巴，下巴向前伸，采取头前伸姿势。
- 现在，再次双臂外展抬至头顶。这次不太轻松了吧？

要解决肩膀问题，你必须获得胸椎与颈椎的平衡，以及与骨盆、腿部和足部的平衡。

筋膜拖动的实践操作

在完成姿势评估之前，应该看看筋膜拖动情况，组织拖动与扭曲是由张力造成的。通常能够从客户姿势中清楚观察到。

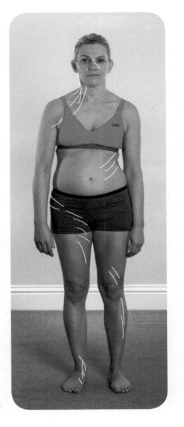

- 站在离客户远一点的距离，以模糊的焦点来观看整个身体。
- 将骨盆想象成一个杯子。看看杯子是否在任何地方出现溢出现象，或拖曳至一侧？
- 注意到皮肤和深层组织呈向一个方向拉扯，看起来好像这个人习惯使用一侧？
- 你是否通过胸廓、胸部、颈部、面部和下巴观察到拖曳或拉动现象，看起来好像脸部两边不同长，双眼呈高低不平吗？这就是筋膜拖动现象，它是由于创伤、不良姿势或炎症引起系统功能障碍和失衡而导致的。
- 使用颜色对比明显的钢笔或铅笔，在人体构图中找出你观察到的筋膜拖动部位，画上阴影或线条。
- 正如姿势评估的其他部分一样，治疗后重新评估筋膜的拖曳情况。

提示 • 努力学习姿势评估。实施越多，学到越多，你将会更加理解如何去观看和感觉。
- 与客户分享你的信息。这有助于他们了解治疗过程，并提供有关治疗进展的见解。
- 在各种治疗期间使用初次咨询时使用的疼痛级别重新评估。这能够不断地帮助你与客户了解治疗效果。

结束语

当任何结构失衡，会出现张力线以维持应变模式，从而加剧不平衡。最终，一些组织会慢慢变短，一些区域会响应反拉力变得紧绷，以及过度收紧变厚。这就是引起疼痛的原因。即使客户可能出现腕管综合征、肩周炎或腰部疼痛，你必须自问出现这些症状的原因。MFR 并非针对疼痛部位提供治疗的对症疗法。相反，你要去识别身体疼痛，并观察和感觉是由身体哪个地方的张力应变模式而导致的。

各种治疗模式的姿势评估大相径庭。有些治疗师不对站姿进行评估，而是实施治疗表中的所有评估。评估规程通常涉及逻辑观察和感觉具体项目的模式，对其进行分析，接着采用特定技术解决问题。这种方法根本不适用于所有人，如果你保持一种能够找到问题的心态，那么你就会找到（即使问题不存在）。因此，谨慎的做法是，花时间评估并将每个人都看作是独一无二的。如同所有事情一样，姿势评估过程需要时间和经验的累积才能得到改善。即使你对姿势评估已经非常熟练，也要尝试从筋膜角度审视你的评估，找出造成结构失衡的筋膜拖曳、拉扯和张力线。治人而非治症。

始终在姿势评估之后实施触摸评估（第 4 章讨论），向客户描述你正在寻找和感受的东西。整个咨询过程至治疗结束应该保持流畅，这能反映出你的信心和用心，让客户在治疗中感到轻松，对你的能力充满信心。

下一个问题是从何处开始治疗。关注你所看到的，这是一种非常重要的工具，但是如果你不知道如何处理，那么用处不大。一个简单的方法是从疼痛部位开始治疗，施用几种技术后再重新评估，看看有什么变化。然而，注意不要集中治疗疼痛部位，而是要治疗整个身体，因为没有任何部位是孤立存在的（张拉整体）。寻找疼痛部位，以及导致该原因的其他部位。或者，从你认为会对结构产生最大变化的地方开始，施用一些技术之后重新评估，并从那里继续。

简答题

1. 为什么倾听客户很重要？
2. 裤子后面的口袋装着钱包或手机坐着会造成骨盆不平衡吗？
3. 执行姿势评估时使用的五个视图是什么？
4. 你需要征求客户签名同意才能进行治疗吗？
5. 身体中唯一的双侧关节骨是什么？

表2.1　筋膜松解咨询表

该表包含客户服药史，以及同意接受治疗的信息。

个人信息

今天日期＿＿＿＿＿＿＿＿＿

姓名＿＿＿＿＿＿＿＿＿＿＿＿＿＿　出生日期＿＿＿＿＿＿＿＿＿＿＿＿　年龄＿＿＿＿＿＿

地址＿＿＿＿＿＿＿＿＿＿＿＿＿＿＿＿＿　职业＿＿＿＿＿＿＿＿＿＿＿＿＿＿＿＿

全科医生（GP）详细联系信息＿＿＿＿＿＿＿＿＿＿＿＿＿＿＿＿＿＿＿＿＿＿＿＿＿

邮编＿＿＿＿＿＿＿＿＿＿＿

电话号码＿＿＿＿＿＿＿＿＿＿＿＿　手机号码＿＿＿＿＿＿＿＿＿＿＿＿＿＿＿＿＿＿

电子邮箱＿＿＿＿＿＿＿＿＿＿＿＿＿　推荐原因＿＿＿＿＿＿＿＿＿＿＿＿＿＿＿＿＿＿

病史（包括日期）

外科手术：＿＿＿＿＿＿＿＿＿＿＿＿＿＿＿＿＿＿＿＿＿＿＿＿＿＿＿＿＿＿＿＿＿＿

＿＿＿＿＿＿＿＿＿＿＿＿＿＿＿＿＿＿＿＿＿＿＿＿＿＿＿＿＿＿＿＿＿＿＿＿＿＿＿

骨折：＿＿＿＿＿＿＿＿＿＿＿＿＿＿＿＿＿＿＿＿＿＿＿＿＿＿＿＿＿＿＿＿＿＿＿＿

＿＿＿＿＿＿＿＿＿＿＿＿＿＿＿＿＿＿＿＿＿＿＿＿＿＿＿＿＿＿＿＿＿＿＿＿＿＿＿

意外事故：＿＿＿＿＿＿＿＿＿＿＿＿＿＿＿＿＿＿＿＿＿＿＿＿＿＿＿＿＿＿＿＿＿＿

＿＿＿＿＿＿＿＿＿＿＿＿＿＿＿＿＿＿＿＿＿＿＿＿＿＿＿＿＿＿＿＿＿＿＿＿＿＿＿

目前用药（处方和非处方药物）和其他补充剂：

＿＿＿＿＿＿＿＿＿＿＿＿＿＿＿＿＿＿＿＿＿＿＿＿＿＿＿＿＿＿＿＿＿＿＿＿＿＿＿

＿＿＿＿＿＿＿＿＿＿＿＿＿＿＿＿＿＿＿＿＿＿＿＿＿＿＿＿＿＿＿＿＿＿＿＿＿＿＿

全科医生是否推荐你接受进一步检查、门诊治疗、物理治疗或其他疗法？

＿＿＿＿＿＿＿＿＿＿＿＿＿＿＿＿＿＿＿＿＿＿＿＿＿＿＿＿＿＿＿＿＿＿＿＿＿＿＿

＿＿＿＿＿＿＿＿＿＿＿＿＿＿＿＿＿＿＿＿＿＿＿＿＿＿＿＿＿＿＿＿＿＿＿＿＿＿＿

健康问题

你是否患有或曾经患有下列症状？（打钩选择适用项）

☐ 血液循环障碍　　☐ 癫痫　　　　☐ 骨质疏松症或骨质缺乏

☐ 呼吸障碍　　　　☐ 糖尿病　　　☐ 神经系统失常（多发性硬化

☐ 心脏病　　　　　☐ 腹部疾病　　　　和中风）

☐ 高血压或低血压　☐ 皮肤病　　　☐ 头痛

☐ 血栓　　　　　　☐ 肠道疾病　　☐ 耳鸣（耳内鸣响）

☐ 眩晕　　　　　　☐ 膀胱疾病　　☐ 饮食失衡

☐ 晕厥　　　　　　☐ 视力障碍　　☐ 可能致命的疾病

☐ 牙科疾病　　　　☐ 过敏

☐ 静脉曲张　　　　☐ 关节炎

一般信息

身高＿＿＿＿＿＿　　体重＿＿＿＿＿＿　　特别饮食＿＿＿＿＿＿＿＿＿

吸烟？　是　否　　如果选择是，每天的吸烟量是多少？＿＿＿＿＿＿＿＿

一天喝多少水？＿＿＿＿＿＿＿＿＿＿／天

饮酒量？　轻　中　重

运动、锻炼和放松活动：＿＿＿＿＿＿＿＿＿＿＿＿＿＿＿＿＿＿＿

＿＿＿＿＿＿＿＿＿＿＿＿＿＿＿＿＿＿＿＿＿＿＿＿＿＿＿＿＿＿＿＿

＿＿＿＿＿＿＿＿＿＿＿＿＿＿＿＿＿＿＿＿＿＿＿＿＿＿＿＿＿＿＿＿

你的压力程度？　高　中　低

接受治疗的原因

你对治疗的期待？＿＿＿＿＿＿＿＿＿＿＿＿＿＿＿＿＿＿＿＿＿＿＿

＿＿＿＿＿＿＿＿＿＿＿＿＿＿＿＿＿＿＿＿＿＿＿＿＿＿＿＿＿＿＿＿

接受治疗的主要原因

你的主要症状是什么？＿＿＿＿＿＿＿＿＿＿＿＿＿＿＿＿＿＿＿＿＿

＿＿＿＿＿＿＿＿＿＿＿＿＿＿＿＿＿＿＿＿＿＿＿＿＿＿＿＿＿＿＿＿

该疾病何时开始以及如何开始？＿＿＿＿＿＿＿＿＿＿＿＿＿＿＿＿＿

＿＿＿＿＿＿＿＿＿＿＿＿＿＿＿＿＿＿＿＿＿＿＿＿＿＿＿＿＿＿＿＿

该疾病对你产生什么影响？＿＿＿＿＿＿＿＿＿＿＿＿＿＿＿＿＿＿＿

＿＿＿＿＿＿＿＿＿＿＿＿＿＿＿＿＿＿＿＿＿＿＿＿＿＿＿＿＿＿＿＿

＿＿＿＿＿＿＿＿＿＿＿＿＿＿＿＿＿＿＿＿＿＿＿＿＿＿＿＿＿＿＿＿

是否旧伤复发？　　是　　　否

如果选择是，何时的旧伤？_____

指出当前不适感的严重程度（10 为最严重，0 为最轻微）：

0　1　2　3　4　5　6　7　8　9　10

指出你主要症状出现过最严重的程度（10 为最严重，0 为最轻微）：

0　1　2　3　4　5　6　7　8　9　10

何时出现最大程度的不适？_____

_____

什么可以加剧你的疼痛和不适（如果有的话）？_____

_____

什么可以缓解你的疼痛和不适（如果有的话）？_____

_____

正常一天发生疼痛或不适的频率？（10 代表经常，0 代表从未）

0　1　2　3　4　5　6　7　8　9　10

　　从未　　　　　　　　　　　　经常

一天什么时候的疼痛或不适最严重？（圈出适合项）

走路时　　中午　　晚上　　上床前　　夜间

疼痛或不适造成你日常功能障碍的程度（百分比）（0% 为最差，100% 为最佳，圈出适合项）

美好的一天：0%　10%　20%　30%　40%　50%　60%　70%　80%　90%　100%

糟糕的一天：0%　10%　20%　30%　40%　50%　60%　70%　80%　90%　100%

你之前接受过该疾病的治疗吗？如果有，是什么，效果如何？_____

_____

_____

你是否接受过任何 X 射线、测试或 MRI？　　有　否　如果有，结果是什么？

_____

_____

如果你是一位在职人员，你有几天因为疼痛或不舒服而缺勤？_____

_____

给出你认为与自己主要疾病的症状和治疗相关的其他信息。_____

_____

_____

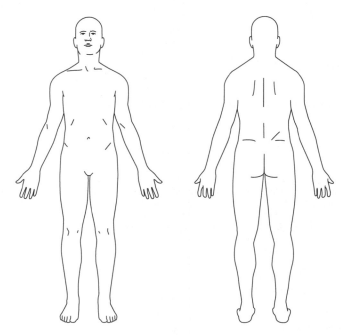

将你感到疼痛或不适的地方在图中画上阴影。使用叉号（x）标出你感到麻木或刺痛的区域。

接受治疗的其他原因

你寻求治疗的其他理由？ _____

_____

_____

_____

　　总结之前或现在正在接受的治疗或医生推荐你接受治疗的其他合并症，其中包括日期和治疗效果。 _____

_____

_____

_____

　　给出你认为与自己的其他合并症和治疗相关的其他信息。 _____

_____

_____

_____

你是否接受过牙科或颌面部疾病的治疗，其中包括牙箍、牙套、牙桥或义齿吗？

_____

_____

_____

你是否使用过指定的矫形器、后跟垫和足弓垫或接受过其他足部和脚踝问题的治疗？

_____

_____

_____

同意接受治疗与身体检查

非常感谢你为我们提供了你的个人病历和详细信息。MFR 治疗过程包含了有关你个人医疗信息和当前疾病具体信息的讨论，以及身体检查部分。我们将对你当前的症状进行深入的评估，同时开展其他相关检查程序。该部分要求你穿着内衣，或如果你喜欢可以换成短裤和文胸。在治疗期间，我们会使用床单或毛巾进行遮盖。

在后续治疗中，我们将进一步评估，以确定姿势与功能产生的变化，以及出现的症状。

儿童必须在父母或监护人许可下接受治疗。

客户签名_____　日期_____

治疗师签名_____　日期_____

第 3 章

准备与沟通

MFR 是一种手法治疗，其禁忌证和治疗指南与普通按摩相似，差异甚小。除了咨询和评估过程以外，在提供治疗之前还需解决一些其他问题，其中包括施用 MFR 的问题。务必考虑禁忌证问题。此外，你还需要询问客户是否适合接受MFR 治疗。

与其他治疗方法相同，如何布置治疗室以及如何提供治疗不仅让你看起来更加专业，同时还决定了你职业生涯的长短。让客户在整个治疗过程中感到舒适自在，并且充分讨论客户接受治疗的原因以及对治疗的反应，这才是真正的要点所在，同时也能增强你的信心与客户对你的信任。

禁忌证

MFR 并非一种核心资质，运动疗法和物理疗法等课程通常包含软组织和筋膜基本技能。由于许多治疗师对病理学和禁忌证非常熟悉，通常选择 MFR 技术作为一种康复方法。培训的核心部分必须包括禁忌证相关的知识。例如，MFR 物理治疗师比按摩治疗师更容易接触出现这些禁忌状况的客户。如需进一步了解相关说明，请与管理机构联系。有关禁忌证的更多信息，请访问按摩治疗协会网站或询问相关管理机构。

如果你发现客户的症状出现潜在的病理状态，或者你无法确定客户的症状是否为禁忌证，同时你又没有资质为该病症提供治疗，请将客户转给医生。重要的是不要造成任何伤害。

以下为 MFR 禁忌证列表，包括全局和局部。在局部禁忌证的情况下，你可以远离禁忌区域为客户提供治疗。

全局禁忌
- 使用酒精
- 发烧状态（高温）
- 系统性感染
- 传染性感冒和流感
- 急性循环系统疾病和急性血液病
- 深静脉血栓和动脉瘤
- 不受控制的高血压，通常涉及抗凝血治疗
- 待诊或原因不明的严重肿胀
- 待诊或原因不明的严重疼痛
- 待诊或原因不明的肿块
- 体重剧减或剧增
- 待诊或原因不明的呼吸问题
- 待诊或原因不明的肠部与膀胱问题

局部禁忌
- 裸露的伤口
- 缝线或缝针
- 骨折愈合
- 皮肤过敏或炎症
- 传染性皮肤病或晒伤
- 放射治疗
- 局部感染
- 可的松治疗（特定区域要等待三四天）
- 骨髓炎（避开发炎区域；如果客户有其他系统症状，勿提供治疗）
- 骨质疏松或晚期退行性变化（避开影响区域）
- 风湿病（避开发炎部位）
- 严重的静脉曲张

在接受 MFR 治疗期间，客户需要能够关注和描述他们自己的感觉。如果客户服用导致感觉迟钝的药物（如抗抑郁药），可能需要更多的时间和帮助才能对治疗做出反应。服用抗抑郁药并不意味着该客户患有抑郁症。这些药物同时应用于治疗其他病症，例如慢性疼痛和失眠。务必要询问客户服用药物的原因，并在治疗期间给予考虑。

有多少次碰到客户感冒的情况？虽然拒绝提供治疗会影响收入，但还是不要提供治疗，这不仅是为客户着想（因为会增加感染的可能），也是为自己负责。如果客户把感冒传染给自己就不能工作了，也可能会将感冒传染给其他客户。请考虑在网站或手册中列出该注意事项，要求客户在体温高于正常水平或患有感冒、流感或胃病时取消预约。向客户解释保持治疗室无菌的重要性。

反之，如果你患有传染疾病、感冒或流感，也不应为客户提供治疗。除了传染疾病的问题，治疗师在提供治疗过程中擤鼻涕和咳嗽也会让人感觉不太专业。你可能需要休息几天，不要将细菌传给客户。

MFR 三个特别的禁忌证是怀孕、瘢痕组织与粘连，以及癌症（正在接受化疗、放射治疗和缓解的恶性肿瘤）。

怀孕

MFR 疗法适用于怀孕三个月后的孕妇，有益于为分娩做准备。MFR 有助于缓解身体因婴儿生长和系统分泌松弛素而引起的变化和调整。松弛素会软化耻骨联合处的软骨和骶髂关节，为分娩做准备。许多妇女会在孕期出现背部和骨盆不适，而 MFR 是保持背部和骨盆完整性的一种有效疗法。与其他所有身体按摩相同，禁止在整个孕期提供腹部按摩。

许多管理机构和治疗保险公司允许执业医生在未接受孕期按摩培训的情况下为孕妇提供治疗；其他人则需要接受此类培训课程。在接收怀孕客户之前，请务必查阅管理机构准则。

瘢痕组织与粘连

MFR 实际上可以治疗内部瘢痕和粘连。没有切口并不意味着粘连不存在。使用 MFR 治疗瘢痕和粘连非常有效，能够为客户带来极大的益处。不仅可以软化平复瘢痕，同时还能放松所有受限的血管、神经和器官。确保等待 6 个至 8 个星期后再为瘢痕提供 MFR 治疗。在此之前，可以选择在切口部位上方和下方提供治疗。

治疗经验

为患有神经性疾病、肌肉痉挛和其他痉挛疾病的客户提供治疗时，需要给予更多照顾和考虑。这些客户可能还需要你提供支撑和稳定方面的治疗和再教育，以让客户从 MFR 中获得最大的益处。

我曾经为几个患有多发性硬化的客户提供 MFR 全身治疗，客户从中受益良多；该疗法能够轻松地帮助他们行走，获得平衡。

癌症

MFR 是适合为癌症患者提供的一种疗法。多年来，为癌症患者提供按摩的安全性存在争议。然而，实践表明，一般全身按摩能够促进这些客户的健康和放松。你可以为晚期癌症患者和正在接受化疗和放射治疗的患者提供 MFR 疗法，最好避免直接按摩放射治疗部位。可访问 Iris 癌症合作伙伴的网站了解更多有关英国肿瘤按摩治疗的信息。

提示 • MFR 适用于任何年龄段的客户。

　　• 你也可以获得急性损伤治疗的资格；在损伤阶段，MFR 技术可以作为治疗方法的一部分。

　　• 完全理解 MFR 所产生的反应至关重要，在赛事或演出当天为运动员或表演者提供 MFR 治疗时，可能会影响他们的肌肉力量和本体感觉。必须与客户讨论该问题。

　　• MFR 对运动员日常训练和工作需要身体锻炼的人起到重要作用，因为该疗法可以保持并提高他们身体的灵活性和机能。

设备和房间的准备

提供 MFR 治疗几乎不需要任何设备。然而，以下事项有助于客户进入治疗室时有宾至如归的感觉。

- 治疗室保持清洁、温暖、安静和舒适，如有需要可以播放音乐。
- 布置客户椅和安全放置物品的地方。
- 治疗室门背面提供衣架或挂钩。
- 准备长袍或睡袍，以备客户需要中途离开房间上厕所时使用。
- 准备咨询表、人体构图、案例注释、备用纸，以及钢笔或铅笔。
- 治疗台制作牢固，可供调节，带有护面板（也称为按摩台、基座或按摩椅）。
- 治疗师凳。
- 两个枕头、枕垫、毛巾或床单，以及供客户盖的毯子。
- 治疗师的治疗工具。
- 消毒洗手液和纸巾。
- 备用的发带或橡皮筋。
- 治疗师与客户的饮用水。

许多治疗师会提供毛巾盖住客户身体，但是大多数毛巾不足以盖住全身。如果你需要盖住客户全身，选用床单更加实用；使用一条床单覆盖治疗台，另一条盖住客户。床单比毛巾更易于清洗。治疗台专用纸巾是不实用的东西。由于客户在治疗过程中有时需要采用三个或四个姿势，治疗台专用纸巾通常会扯落在地，因此非常不实用。

治疗台的高度相当重要。大多数 MFR 治疗师会将台子的高度设置为中等高度或稍高，以便在治疗期间借用体重，优化人体力学结构。治疗台太高的话，治疗时会耸肩；太低则会伤害背部，过度伸展手腕。在施用技术时身体机制使用不当会最终导致各种病痛。

治疗台的平均宽度约为 69 厘米；虽然采用较宽的治疗台能够让客户感到更加舒适，但是需要你在实施治疗技术时伸展得更远。这会最终导致你的身体僵硬和酸痛。相反，采用较窄的治疗台，例如移动治疗台和美容椅，客户在休息时两侧手臂会滑落。

治疗经验

我个人认为，治疗台是否拥有呼吸孔（孔位有木塞或木栓从治疗台顶面一端切下去），或者是嵌入治疗台末端孔位、表面材质为软泡沫的护面板，并不重要。对于身高较高的客户，护面板可以加长治疗台，但是你坐在末端会挡路。呼吸孔简便易用，使治疗台易于携带。

治疗台需要相对坚硬一点。如果表面太柔软，触诊时治疗师而非客户身体会陷入泡沫中。如果治疗台太硬，你可以在其上面放置折叠羽绒被或被子，甚至放置一张露营垫或瑜伽垫，让客户感觉更加温暖。

弹簧锁定系统是配置治疗台时需要重点考虑的。治疗台平均承载重量约 350 磅（159 千克）。弹簧锁定系统在其下方配备缆绳以提供额外的支撑和稳固性。有些治疗台中间配备额外床脚，如果治疗台需要固定于治疗室，则会提高其稳定性；如果治疗台需要经常移动，则会增加其重量。治疗台也可以配备供客户坐起的升降靠背功能，但是该配备不太必要，不仅会增加桌子的重量，同时额外装置的螺母和螺栓会使治疗台吱吱作响。

最后，固定式治疗台与移动式治疗台的台脚角度存在很大差异。如果台脚与治疗台底部呈直角，当你倾靠治疗台或为客户摆姿势时，客户体重会偏向一侧，治疗台会倾斜。如果台脚稍微呈一定角度，未延伸至治疗台顶部太远的地方，则在移动时不会出现倾斜。这些类型的治疗台会对施用 MFR 技术产生不同的影响，特别是采用筋膜回弹法时。当你需要晃动客户进行四肢或身体流动性运动测试或提高身体流动性时，你需要的是稳固支撑的治疗台，而非可移动或易翻倒的治疗台。

治疗经验

我从一开始就非常推崇场景布置，我们在第 2 章的初步评估中有过相关讨论。拥有最好的设备或最豪华的治疗室并不能帮助你成为一名更好的 MFR 治疗师。然而，提供相关与准确的预约详细信息，其中包括治疗期间的预期，治疗过程需要佩戴和携带的东西，以及一间干净、多功能的治疗室，这些能够让客户对你与你提供的治疗更加充满信心。

提示 • 如果你的治疗台未配备液压或电动装置，请考虑为自己提供液压凳，并且在治疗台下方为客户提供小型梯凳以方便其上下治疗台。

• 购买可调节淋浴凳以便客户坐着接受治疗，确保你与客户达到最佳的人体力学结构。

• 治疗台铺设单人电热毯有助于让客户保持暖和的状态。

正确的人体力学结构

在任何时候采用正确的人体力学结构非常重要，这不仅有助于你事业的成功，且延长你的职业生涯，同时还为你正确实施 MFR 提供最佳姿势和身体平衡。本书的技术部分（第三部分）描述了正确的人体力学结构，其中包括如何放置双手、手臂和肩膀。

合适的人体力学结构包括以下方面：

• 采用合适的治疗台高度，或者如果在地板上提供治疗，请保护身体不受凉。

• 穿着足够及合适的衣服和鞋子。

• 保持头部和背部直立。

• 屈膝下蹲，不要弯腰。

• 固定重心以支撑身体的重量，并发挥其全部潜能。

• 发自内心为每种技术带来身体和精神能量，同时保持身体轻松。

• 利用治疗台的宽度和客户的姿势，使你不必伸展身体施用治疗技术。

• 将你提供的技术与你的整个身心联系起来。

• 保持双手柔软与敏感，让它们去"倾听"它们正在做的。

• 记住呼吸。

治疗经验

我们在按摩学校学习了两个术语"地钩"和"天钩"，用来记住骨盆稍微向后旋转，像下钩到骶骨，以及头部保持直立向上钩住头部。这能够保持脊椎直立并保护背部，以便我们在实施按摩时支撑自己的腿部。采用这种方式，我们可以利用我们的体重，而不只是双臂和双肩的力量。这种方法同样适用于筋膜松解。如果治疗台设置为正确高度，你便可以轻轻地弯曲膝关节，收骨盆，直腰，抬头，放松肩膀，并轻微弯曲肘部，这些均能够为你提供更多的力量以实施治疗技术，力量会传遍身体，沿着双臂传至双手。

时刻考虑如何省力地提供技术。在实施某些按摩技术时，爬上治疗台会更加省力。但是，MFR 并非如此。由于实施 MFR 时双手必须保持放松和集中以提供长时间的持续按压动作，在客户身上采用跪姿或站姿既无益，也不安全，特别是当客户开始自发性地运动响应治疗时。由于 MFR 是一种缓慢的治疗方法，因此提供治疗时必须保持舒适的姿势。如果你感到不舒服，或者双臂和双手（和身体）感到疼痛或紧张，你的双手感觉会迟钝。

在实施 MFR 技术时还需记住另一点，尽可能站在靠近治疗台的地方，如果感到舒服的话，也可以靠在治疗台上面。始终保持双臂与双手靠近身体实施该技术，手臂外伸只会使你的背部和肩膀疼痛。

提示 • 如果治疗台太高，则在治疗过程中需要过多使用双肩和过度伸展手腕；如果治疗台太低，你的背部会出现疼痛。
• 感受你的双手（即柔软和敏感的双手）非常重要。如果你觉得力道太大，那么可能就是用力太重了。

心理准备

MFR 治疗师要将自己的潜意识、情绪和能量连接起来，在身体和精神方面打造一个有利于客户和治疗过程的治疗环境。身体按摩是一项充满活力的工作。MFR 是放松受限处，受限处阻碍能量流动并导致身体、精神与情绪出现不适。

治疗师具有双重的意图。首先，你需要自己做好提供治疗的准备；其次，你需要积极与客户建立身体、情绪与精神的连接，同时又要保持开放的心态，不对任何结果妄加判断。你所实施的动作与技术必须符合意图，否则无效。

运动员和音乐家等走到观众前，需要时间做好精神与身体的准备，治疗也是如此。伸展与热身是一种正常的活动，务必花时间检查自己的感受，以及你是否沉溺于自己的琐事中。沉溺于自己的琐事中会影响你为客户提供治疗。除了检查你的精神状态，你还应该专注于感受你的双手，调整客户的身体与心理。

MFR 能够促进倾听、感觉和跟踪任何损伤带来的身体与情绪问题。因此，你需要响应客户的疼痛位置以及当天具体的感受。与客户一起参与治疗，而不仅是为他提供治疗。你还应该鼓励客户在治疗过程中（至少是中途）能够将意识集中于自己的身体。这样做可创建一种治疗关系，同时推进 MFR 治疗进程。

许多人在设置、采取行动、创建空间和为客户提供治疗自我准备的过程中使用"回归自我"或"集中"等术语。这些术语还涉及在身心两方面与自然环境创建连接的过程。在实践中，放松身体、精神集中，并有意识地去做指的是在精神上自觉而积极地关注于自己的舒适度、接受力和直观的东西，同时在治疗期间保持开放心态并响应与客户的连接。

你不知道在治疗过程中会出现什么。你需要睁大眼睛，竖起耳朵，"倾听"双手的感觉，以便你能够应付当天出现的情况。如果你是带着议程进入治疗过程，那么你无须倾听，而是观察或感觉你面前这个将健康托付给你的人出现什么情况。

你可以通过多种方式定下心。有些治疗师会选择重复一个口头禅；有些治疗师会在治疗室里布置一些植物或蜡烛，以创建精神连接或使人更加专注；还有些治疗师会采用一种熟悉的方法通过动觉意识调节身体，有些治疗师会简单地透过窗口看天空或感受双足与地板的连接。寻找一些能够与身体各部分连接的东西，让你感受到舒适、柔软和开放的状态，再把双手置于客户身上。

保持接受和开放心态面对所提供的一切，不加任何判断。逻辑起不了任何作用；如果起作用，那么该客户可能现在已经"修复"。让你的直觉不断增加，能够跟随和感受你的双手触摸的东西。这有助于你对所需要修复的任何东西保持一种开放心态。每种治疗方法的应用均需要意图和静下心。在提供任何治疗时，照顾自己的身体非常重要；否则，下一个躺在治疗台接受治疗的就是你。

治疗经验

你是否曾经担心无法采用合适的施力与时长正确提供技术，让客户觉得服务有所值？害怕客户认为治疗师都不太好？为了改善这一点，请记住，仅为客户指定区域提供治疗。客户可能会为你指定身体中稍微敏感和放松的部分来接受治疗，但是，如果你提供的治疗效果良好，则可以改变位置。

治疗师与客户的沟通

想想一位有天赋的音乐家，能够将其对音乐的喜爱与身心建立起情感联系，丰富其演奏。音乐家完全将情感沉浸于音乐中，知道如何表现情感。不仅如此，他还能够与观众建立连接，让观众也能感受到他的情感。这不只是一名音乐家；而是一名真正的艺术家。在提供 MFR 治疗的过程中，技术即是弓，客户身体即是乐器。你使用弓的技巧，你的感受和演奏乐器的技巧能够区分出 MFR 技术的好坏。正如阅读音乐与演奏音乐不同，从书中学习技巧与实践技巧也不同。你的经验、认知、技能和直觉越强，感受与接收作品的能力越强，就能进入工作室与客户建立连接，提供独特的治疗。

MFR 的艺术之处是将你的放松与意向代入你在客户那里所触摸、所看到和所听到的事物中。通过触摸与对话技巧，创建一种治疗联系。鼓励客户将他们自己的身体与你的双手创建联系，同时你要感受、触摸和跟随客户身体所发生的状况，共同促进身体组织的变化。

这种内在认知共享状态让治疗师与客户都进入一种自然的意识状态，这称为催眠状态，即半睡半醒状态。在这种状态下，我们更加开放和敏感，更具有接受与创造能力，这是一种令人难以置信的休息状态。我们不合理的边界，以及不合逻辑的过时信念系统为我们提供寻找解决方案的见解。许多治疗方式和身体治疗风格均在不同程度上提升这种状态；对此，MFR 方法加入了意向、治疗对话和技术敏感性应用，所有这些均为治疗师和客户提供了极大的好处。

为了方便进入这种沟通与连接状态，请尝试避免以下情况：

- 谈论天气、新闻、电视节目或体育节目等一般话题。这些话题会让客户使用左脑进行分析与逻辑思考，从而破坏治疗连接。
- 太多治疗对话。谈论太多有关治疗中发生的事情会与上面谈论的一般话题产生相同的后果。不断地告诉客户正在如何移动或放松，哪里卡住了或客户表现如何均会使客户产生抵触情绪。

• 将客户的注意力引向治疗室外发生的事情。这也会中断治疗状态。

在按摩时，专注并与客户沟通，你更能感觉到自己的手法怎么样才最有效。你参与该进程次数越多，便可从中学习到越多东西，经验越丰富，客户将受益越多。

筋膜松解的效果与反应

MFR 治疗效果和治疗期间的感受千变万化，这就是我们说 MFR 不是有固定处方或操作规程的另一个原因。客户在治疗期间或治疗之后身体与情绪均会产生反应，唤起过去的回忆或播放一个象征性的故事。

要求客户描述 MFR 治疗期间的感受或注意到的事情，这相当重要。为了能够描述出体验，客户必须集中精力关注自己的身体，而不是外部环境。关注或感受自己身体是客户与治疗师建立连接的一个组成部分，同时还能为客户创建一种内在意识。客户只会描述自己已知的事情。如果客户不了解自己的身体，那么他与治疗师建立连接的能力有限，你所能为他提供的帮助也不大。

如同大多数修复疗法，MFR 会出现治疗性疼痛。有些学生告诉我，他们受过这方面的培训，在客户反映任何疼痛或不适时应该停止操作。我认为，重要的是区分治疗疼痛与操作疼痛，操作疼痛是可能导致进一步的损伤的疼痛。虽然 MFR 会因这两个原因导致疼痛，但是不会伤害到客户。首先，MFR 会破坏胶原蛋白与弹性蛋白纤维之间的交联，然后再将它们重构至正常长度。在该过程中，会出现皮下灼热的感觉。有些客户认为，此感觉是来自于其皮肤受到过度拉伸，实际上是由于受限处数以千计的纤维得到放松而使循环增加所导致的。你需要向客户解释该情况，让客户了解并未出现任何问题，是该技术奏效，让他们不要害怕。其次，当身体记忆、思想和情绪从组织与气泡释放至表面时，MFR 可能会带来疼痛。虽然客户可能会经历这种疼痛，但这属于身体记忆，经验丰富的治疗师可以指导客户摆脱这种情况。我们将在第 10 章详细讨论。

如果你在实施技术时，客户感到疼痛，并非你操作出错，而是筋膜得到迅速的松解。务必让客户随时要求减轻施力，如果客户发生不适的组织无法支撑施力，则会出现适得其反的效果。

在 MFR 治疗过程中常见的另一种情况是发红。就是皮下出现虫爬、拉伸、刺痛和抽搐的感觉或皮肤表面变成粉红色（有时称为充血或血管舒缩反应）。这是由于受限胶原与弹性蛋白纤维分离，基质产生并返回至流动状态，循环加剧导致的结果。

发红（见图 3.1）可能出现在治疗师双手远端区域。这是因为当一个区域得到放松时，沿着同一条牵引线的后续区域或接受放松手法的位置也得到放松。发红表示该区域应该随后接受治疗以实现最大限度的治疗效果。

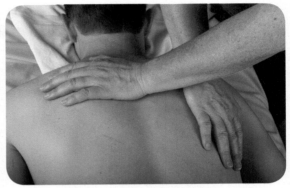

图 3.1 客户上背接受 MFR 治疗出现发红反应

以下是 MFR 治疗期间身体或情绪得到放松时会发生的一些正常反应：

- 呼吸变换。
- 皮肤颜色变化（苍白）。
- 出汗。
- 发抖、颤抖、振动或摇晃。
- 局部或全身动作（筋膜松弛）。
- 情感放松，如笑、哭、愤怒、喜悦或恐惧。

MFR 治疗主要是松弛筋膜，本质上是放松受限筋膜。这通常表现为身体移动和身体发抖或摇动，这是身体拉伸筋膜以优化组织放松的方式。我们将在第 10 章详细讨论筋膜松解术。

客户可能意识到在远离你的双手处产生的感觉。当这种情况发生时，你有机会再次向客户强调筋膜基质其三维连续性质，以及 MFR 方法对客户的重要性。边操作边解释，双手采用适当热度、重量和施力释放部分受限基质，其他受限区

治疗经验

让学生在工作室中第一次体验三维放松的感觉，非常具有价值。当他们意识到，我们实际上是促进客户组织全系统的变化时，他们会感到非常满足。

当客户第一次感受到放松时，特别是在远离治疗师双手的地方感受到放松时，会比任何其他人更感兴趣和好奇。有些客户长期遭受疼痛和不适，视任何产生积极作用的事情为惊奇的发现。

域也会在你的触摸下得到舒展。

在治疗期间，有些客户会表达身体与情绪的问题，然而有些平静的客户反而开始变得情绪化。鼓励客户尽量感受与表达发生的情况，因为这可以放松身体的每个部分。随着客户对你与 MFR 方法有更深的理解和信任，他们将更愿意表达他们的感受。我们将在第 10 章进行更加详细的讨论。

以下是客户接受治疗后可能产生的一些效果。

- 治疗性疼痛。这就是我们所说的身体接受治疗后出现僵硬或压痛。类似于你做超量身体活动后产生的感觉。
- 由于缓解疼痛和紧张而得到更佳的睡眠。
- 嗜睡。客户接受治疗后感到"筋疲力尽"。持续大量释放张力，身体会感到疲惫。当张力得到释放时，身体会显示出疲劳。
- 女性月经周期疼痛得到减缓。
- 旧疼痛。随着受限处与张力得到释放，未得到充分治疗的旧伤会再次呈现。剥离的过程能够揭示带来身体与情绪方面问题的所有损伤。
- 精力充沛。客户由于身体紧张得到释放而能量倍增。

在现实中，任何体验均会对治疗产生反应，不同客户有各自不同的反应。我可以为你提供一些更加常见的反应，但是无法提供一个综合清单。记住不要对客户做任何判断，而是让他们知道他们所经历的都是正确的、独特的。任何反应均是良好的反应，应该被接受和尊重。

治疗师常见问题和担忧

我应该有什么样的感觉？

这需要追溯到意向概念。让自己感受你所感觉到的东西，而不是感觉不到的东西。让客户身体满足并响应你的双手；否则，你的工作会很难进行下去。

为什么我不能把注意力集中在疼痛的部位？

MFR 是一种全身治疗方法。当筋膜系统受限时，扭拉动作会产生压力和紧张，影响整个身体的疼痛敏感结构。甚至有可能客户的肩膀出现疼痛，而受限处位于身体下方远处，向上延至肩膀产生一条紧张线。如果你髋关节屈伸，手臂外展，就像提着一桶水站着，那么你的手臂和背部会最先出现疼痛。背部接受再大的摩擦或施力也解决不了疼痛；你需要做的是将水桶放下，释放紧张状态。

我应该使用多大压力？

重要的并不是你使用多大的压力，而是感受到多大的阻力。MFR 会促进感觉增加，接着在筋膜阻力障碍处等待，而不是强行突破障碍。每个客户都是独一无二的，每个人都会教你一些新的东西。

一个治疗过程需要多长时间，我应该多久见该客户一次？

初次治疗需要比其他治疗更多的时间，因为需要完成咨询和评估。治疗时长通常为一个到两个小时，次数较多，以破坏筋膜网络习惯性的固定与支撑模式。

客户需要接受几次治疗？

治疗所需的时间，因客户而异。如果客户的疼痛是 10 年积累而成的，则不可能一夜发生变化。然而，接受 1 次到 3 次治疗后，客户应该开始感觉到变化。有些客户会进入停滞状态，那是因为身体正在重构，需要时间去适应新感觉。所以，不要因此而失望；身体会再次发生变化的。

如何将 MFR 整合到其他治疗方式中？

如果你以前从未提供过 MFR 治疗，建议你先从朋友、同事或合适的客户那里开始练习使用两种到三种技术，开始体验和培养一种感觉意识。接着，可以通过参加研讨会或接受 MFR 治疗获得进一步的经验，特别是当你目前仍然无法确保能够提供该治疗方法。如果你已拥有实施 MFR 治疗的经验，请在开发自己风格的 MFR 时，利用本书增加你对技能的见解，加深动觉触感，并扩展相关的知识。

结束语

MFR 是一种经验疗法。在现实中，无法完全通过学习或培训习得该技术。由于每个客户的反应均不同，所以这是一种直观而发人深思的治疗方式，通常被视为一种艺术形式，为身体和情绪提供放松的机会。

每个客户均会为你带来新的挑战和学习经验。你的任务是设置这样一个意向，既积极促进治疗过程，同时又保持放松心态。避免进行判断、引导或分析，而是侧重于支持和促进治疗过程。

简答题

1. 孕妇可以接受 MFR 治疗吗?
2. 局部禁忌和全局禁忌之间的区别是什么?
3. 在治疗台上实施 MFR 技术时，你应该弯腰还是保持直立?
4. 为什么在治疗过程中与客户的沟通很重要?
5. 为什么在 MFR 治疗期间避免日常闲聊非常重要?

第二部分

筋膜松解的应用

本书的这一部分将向你介绍按摩筋膜的经验，它与按摩肌肉是不同的。第 4 章介绍组织移动性测试，可以帮助你找到筋膜受限处。同时还介绍了一种振动方法，即回弹法，该方法是一种确定和感知组织功能障碍的优秀工具，通过轻轻地振动客户身体观察其缺乏流动性的地方。第 5 章介绍 MFR 技术及其操作，并提供了通过组合各种技术来提高效率的建议。还讨论了有关治疗对话的应用，通过对话来帮助客户在 MFR 治疗期间感受身体发生的变化。同时还介绍了筋膜松解，提供了有关筋膜回弹的更多信息。

触诊与身体评估

在西医领域，测试越复杂，大量科学研究就越关注，其可信度也越高。因此，此类测试比任何物理触诊测试或是只相信所感觉到的东西更具权威性和可信性。

查伊唐叙述了克雷格·莱本森和卡雷尔·莱维特的想法：

在手法治疗医学领域，诊断和治疗技能需要结合科学与艺术。西方医学在研究高科技药物方法方面处于领先地位（Chaitow，2010，第 31 页）。

尽管复杂的医学测试的可信度高，但熟练的触诊方法仍然是任何实践治疗的基础。治疗师需要知道双手感受的东西，不仅要了解基础解剖学，还要了解组织特征、节律和流动性。治疗师拥有高效触诊技能，以及观察组织紧张、温度（热度）异常、炎症和水肿程度的能力，能够准确地评估受限程度并提供适当的治疗。

触诊评估

当你使用触诊技能并且开始实施 MFR 技术时，表明你已开始触诊评估。每位客户在接受治疗时都会接受此项评估。客户可以选择站着或躺在治疗台上接受触诊评估。由于身体躺在治疗台上时人体结构受重力影响较小，因此该姿势有利于提高触诊评估的准确性。该姿势方便治疗师查找任何出现紧绷、坚硬、发冷和发热的区域，这些现象都表明该部位可能存在受限处。

以下是客户在治疗台接受评估时需要观察的内容：

- 组织在所有方向是否对等、有弹力和出现终末感（运动性和移动性）。
- 组织温度。
- 组织拖动。
- 坚硬或敏感的区域。

治疗经验

　　许多治疗师认为，在治疗开始前与客户讨论他们所看到、所感觉到的非常重要。当我第一次实施 MFR 技术时，我这样做了，这不仅节省时间，同时还能让客户知道我在做什么。有些治疗师会等到治疗结束，再去讨论他们所发现的事情以及治疗效果。请分别尝试这两种方式，看看哪种更适合你。你的客户可能偏好其中一种方式，需要考虑到该因素。

　　触诊的目的是检测以下项目：

- 组织纹理异常（肿胀、弹性、水肿、粘连、粗糙、干燥）。
- 温度异常（热和冷）。
- 对称性和不对称性。
- 组织运动性和移动性范围。

　　多年来，相关人士已提出了各种触诊方法，其中包括使用手侧面、手指和整只手。然而，最重要的是学会如何使用双手去感受，如何"思考"，如何"观察"，以及如何触摸（Sutherland，1948）。巴尔内斯建议让双手"倾听"所发生的事情，将其感觉传递至你的大脑，而并非你逻辑上认为应该是什么感觉（Barnes，1990，2000）。

　　MFR 过程涉及使用整个双手来触诊和执行技术。这是为了使用较大表面积来收集信息并向客户传达同情、关心和信任。与使用手指相比，使用整个双手更能有效地与客户身体进行沟通。

　　如何用手触摸也非常重要。触摸需要柔软而放松，同时又要有力道，以便让双手感受到其下面的情况。触摸需要足够长时间以收集所需信息，不只是用指尖拂过，而是持续触摸。

　　在此阶段，我只会讨论有关客户组织的触诊，以及站立时的一些重要骨组织标志。目前，有多种执行触诊与姿势评估的方法。本章将介绍适用于 MFR 治疗的简单评估。然而，如果你定期进行其他评估，请尝试采用我的建议，看看是否能够帮你找到有关客户症状的见解，或是继续坚持自己使用的评估方式。

组织看起来是什么样的，感觉起来怎么样以及如何移动，这些是大多数治疗师在开始治疗前容易忘记观察的事项。过度紧张、人体张力和温度不仅为你提供了找出组织受限处的线索，也为你评估治疗效果提供了基准。

运动性是指组织移动的能力，而移动性是指组织移动的自由度。我们将在接下来的部分详细讨论。触诊是使用双手感觉组织是否紧绷、坚硬、脆弱、发热或发冷，以及粘连的过程。你还将感觉到组织下方和周围结构哪些地方出现粘连，以及所有方向是否活动自由。这些信息都能够告诉你哪里出现潜在的肌肉骨骼受限处和筋膜受限处。

当身体受伤时，许多人体机理会开始运作，以保护和修复其受伤区域。在急性损伤期，循环加剧会使组织变热，并且组织液增加或水肿会使组织松软或海绵状，局部区域通常会出现压痛和敏感的情况。

急性损伤未得到正确治疗或根本不治疗可能会变成慢性损伤。反复滥用、过度使用或停用损伤部位会出现慢性组织固定模式和炎症，最终演变成慢性损伤。其中一个例子就是习惯性不良姿势，这是由于姿势肌一侧适应了强化和收缩，而另一侧对应肌适应了弱化和伸长（Janda，1986）。当这种情况发生时，筋膜网络会向下粘连以支撑肌肉无法提供支撑之处。患有慢性功能障碍的组织由于其下方出现功能障碍纤维化，张力线会变得坚硬、紧绷、粗糙和无弹性。组织出现慢性功能障碍会导致缺血（血液供应不足，无法携带营养物质和除去毒素）和缺氧而变得又冷又粘、又易于过敏，或者会导致发炎（血液供应和组织流体加剧）而变得又热又刺痛。

这里要谈的一个重要事情是，身体与情绪创伤两者都是导致慢性疼痛的原因。软组织会适应创伤或损伤。此外，情绪创伤会存在于组织内部，这可以通过经验丰富的双手检测到。在触摸这类组织时，会出现推开、振动或其他的特征。

许多训练有素的治疗师能够通过体外扫描感知组织的电磁特性情况以评估身体与情绪方面出现的问题。有些治疗师采用身体接触方法进行评估。MFR 采用了多种评估方法；最重要的是，选择你觉得适合自己的技术。

客户皮肤出现发热或发冷的现象就是在告诉你，组织受限处和功能障碍（在咨询过程中，已确定并非组织感染和发炎禁忌证）已改变了组织的呼吸和循环过程。在评估客户皮肤温度之前，重要的是注意自己与客户之间的体温差。当你要感知热和冷时，始终使用同一只手测量以提供一个基准。有些治疗师建议使用手背感知温度变化，我认为这并不重要，只需注意客户身体两侧之间的温差。

　　你还需要观察和感知组织的对等性，检查身体两侧张力是否相同。你可能会注意到，两条小腿松紧不一，两足的足弓高低不一，两肩圆尖不一。当身体要满足所施加张力的需求时，以及当身体适应习惯性姿势时，就会发生这种情况。特定区域响应于压力和重复性劳损时会变厚变短，而其他区域则会变长和变形以保持平衡。下面的实际应用将为你提供有关一般触诊评估的指导说明，以及有关直接触诊评估三个区域的提示。要求客户在接受评估时提供反馈，同时你要将所发现的情况记录下来。

实际应用：一般触诊评估

将双手置于客户身体前，让我们来复习一下如何为执行评估和治疗做好双手与身体的准备。你需要确保身体与情绪舒适、平静、镇静、能接受的，并且不对任何情况妄加判断。你还需要使用双手传达能力、信任和鼓励，从初始评估开始创建一种治疗关系。在进行触诊评估之前，请查看第 2 章中的视觉姿势评估步骤。

1. 遵循视觉姿势评估的步骤，向客户解释，在他们站着时，你需要使用温柔且有力的双手触诊他们的身体，并感知皮肤与软组织下面的结构是否对等。你可以从客户的足部开始向上触诊至头部，反之亦可。

2. 从后面、前面和两侧视图进行评估。

3. 先感知温度。使用同一只手，比较身体左右两侧温度。

4. 花时间感知客户身体温度是否一致。如果存在不一致，询问客户该区域是否有任何损伤或不适感，并记录下来。

5. 现在感受一下客户的身体部位，比较身体两侧区域是否一侧较为紧张或敏感。

6. 使用拇指和指掌尺侧轻轻挤压组织。

7. 花时间评估客户，从下到上或从上到下，始终对比左右两侧。

8. 关注身体一侧某部位是否比另一侧相同部位更加僵硬或厚重。

9. 考虑客户的体力活动水平、职业和可能导致代偿模式的损伤（记录受伤多长时间）。

10. 双手挤压，轻轻地触摸，询问客户的感觉，并记录下反应。

11. 如果你在触诊中对比身体左右两侧时，发现有明显的差异（例如肩膀的上斜肌），则可以在治疗期间的某个时间

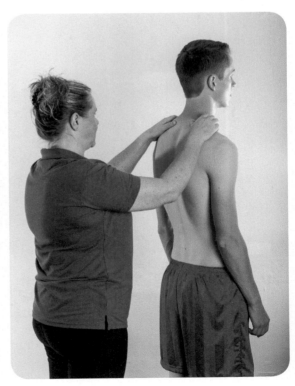

点对该区域实施 MFR 技术。在后期的治疗测试中，客户应该能够明显感觉到两侧无明显差别。

12. 除了体温差别或组织张力之外，检查是否还有什么引起注意的区域。询问客户有关该区域的感觉。你可能会找到能量或情绪受限区域。

13. 记录你所发现的情况。

实际应用：足部触诊评估

1. 让客户站立，触摸双足内侧足弓。

2. 你感觉到什么？

3. 双足内侧足弓距离地板高度是否相同？

4. 如果一只足弓比另一只足弓低，请在评估笔记中记录下来。

出现扁平足有许多原因。有可能是身体功能障碍，或者有可能是骨盆不平衡或腿的长度不一。只需说，在此阶段你无法知道导致扁平足的真正原因。记录下来，以便在后期治疗评估中检查其是否恢复正常。

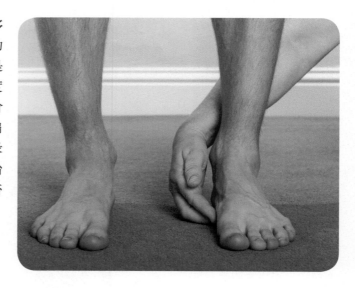

实际应用：骨盆触诊评估

现在让我们看看骨盆的四个骨骼标志。

1. 触诊客户左右两侧的髂前上棘（ASIS）。ASIS 是位于骨盆前方的一种突出骨骼标志。你可以要求客户帮你寻找这些骨骼的位置。

2. 这些骨骼标志应该左右水平对齐。

3. 将拇指或手指置于 ASIS 上面，注意一侧是否高于或低于另一侧。为此，你可能需要跪在客户前方。

4. 记录你所看到的。

5. 移至客户侧面，以便触诊骨盆后面和前面的部位。

6. 前面使用 ASIS，后面使用髂后上棘（PSIS），这是后骨盆的两个骨骼标志。

7. 要查找 PSIS，请先寻找客户脊柱底部（与骶骨相连）的凹陷地方。

8. 轻轻将手指置于凹陷地方的前面或侧面，会找到一个骨性突出物；这就是 PSIS。

9. 同一侧的 PSIS 和 ASIS 必须高度等同。

10. 对于妇女，ASIS 会略低于 PSIS，但一般来说，同侧的骨骼标志应该呈水平对齐。

11. 再次记录你所发现的。

12. 再次移至客户身体后侧，跪着。

13. 触诊脊柱底部，寻找两个凹陷的地方；轻轻将手指放置两侧寻找侧 PSIS 的位置。

14. 在某些客户身上查找 PSIS 的位置可能较为困难。让客户慢慢向前弯曲脊柱和髋关节，以方便寻找这些骨骼标志。

15. 注意 PSIS 是否高于或低于其对等物。

16. 再次记录你所发现的。

17. 现在，触诊和观察 ASIS 与 PSIS 之间的高度差异或相似度，为客户另一侧提供相同评估。

现在，你已经完成骨盆四个部位的触诊评估。将骨盆视为一个碗，必须保持碗内所装东西的水平和对等。如果能实现这一点，则这被称为"完整环（解剖上常称为骨盆环）"。当这四个点不对等时，身体其他部分都会出现功能障碍与失衡。这种全身范围的影响不仅仅是因为骨盆位于身体中间，还因为整个筋膜三维基质是完全连续并且通过骨盆保持其完整性。骨骼本身对平衡和失衡没有决定性作用；骨骼仅仅是软组织张力框架中的间隔物。当然，软组织会对重力、不良姿势、创伤和炎症做出反应，并拖拉骨骼造成不对齐情况。虽然我们使用了骨骼标志评估结构，但是你还需要了解导致失衡的张力。骨盆能够通过垂直轴向右和向左旋转，通过横向轴向前倾斜（两个 ASIS 向前下移动）和向后倾斜（两个 ASIS 向后上移动），以及通过矢状轴向左倾斜（骨盆右侧向上移动，侧面左弯；治疗师将其称为右上滑）和向右倾斜（骨盆左侧向上移动；侧面右弯；一些治疗师称为左上滑）。

现在感觉一下骨盆上方、下方和周围的组织。哪个区域紧绷和紧张，哪个区域看起来更加厚重或丰满？ ASIS 较低的一侧其前大腿通常较为紧绷和厚实，组织变紧会向前下拉扯该侧的骨盆。相反，同侧的 PSIS 可能相对高于相对侧的 PSIS。当向前下拉扯 ASIS 时，会像轮子一样向上前拉扯同侧的 PSIS。然而，我们必须记住，任何问题都不是出自于骨骼或肌肉单方面的问题，而是整个结构中功能与功能障碍的问题。

因为骨盆位于身体中间，该部位的平衡对于其上面各部位的平衡起到非常重要的作用。交叉手放松与纵向轴放松都是平衡骨盆上方部位、下方部位以及整个骨盆的优秀技术。最好是为骨盆周围提供治疗，再让客户采用站姿重新接受评估。你会发现，客户的肩部高度和骨盆对称性出现显著改善，客户通常会反映其腿部与足部变得更加平衡。随后，寻找下一个最不平衡的区域，提供治疗并重新评估。

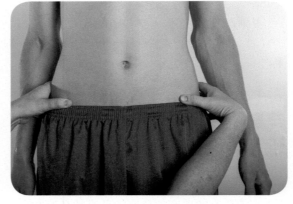

在此阶段，尽量不要基于所看见和所感觉到的做出任何判断或觉得合乎逻辑。通常，你在站姿评估中所看到的是一种代偿模式和功能障碍症状。这种触诊评估只是一种查找和感受信息的方式，能够为你的治疗过程提供帮助。

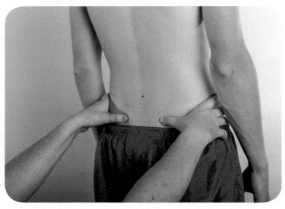

实际应用：肩部触诊评估

　　肩膀是经常出现紧张和不适的区域，大多数客户的左右肩膀并非水平对齐。该区域出现功能障碍通常是由于该区域组织超负载，或是来自机体功能障碍与失衡的一种代偿模式。

1. 一个肩膀比另一个肩膀更高或更靠前吗？
2. 一个肩膀比另一个肩膀更紧吗？
3. 客户的头部是否远离中心轴，偏向肩膀一侧？
4. 颈部一侧是否比另一侧更紧？
5. 记录你所看到的和感知的。

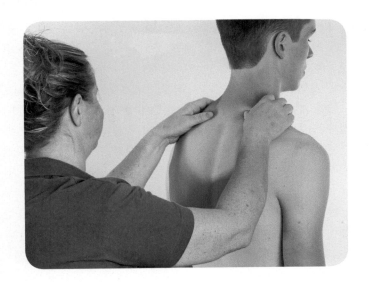

提示 • 确保治疗室的室内温度适宜，因为在站姿和触诊评估中客户可能需要站立相当长一段时间。

• 注意客户在评估期间是否能够静止站立。出现任何烦躁和颤抖都表明疼痛，就像皮肤颜色变化表明客户感到冷。注意客户是否开始向某个方向摇摆，这可能是系统功能障碍和本体感觉丧失的征兆，需要身体不断地转动以寻找平衡和稳定性。

• 必须将触诊评估中所看见和所感知的一切与后期治疗进行比较。出现不平衡绝非由孤立的一件事所导致。

• 进行触诊评估时，始终保持缓慢和用心；需要时间感受和"倾听"他人的身体。

• 每次完成技术实施或评估之后，缓慢地从客户皮肤上移开双手。

组织的运动性、移动性和滑动性

　　组织运动性和移动性评估是让客户躺在治疗台上进行的。触摸脱离重心的身体能够告知我们，身体何处出现不必要的支撑而加剧了失衡和功能障碍的问题。

　　在此项评估中，你将采用的是站姿触诊评估中相同的触摸方法，不同的是此次你要感知的是组织的弹力、终末感和运动阻力，换句话说，即组织的运动性和移动性。你还需要像常规评估一样查看骨骼标志。任何体温测试或组织张力测试都可以采用仰卧、俯卧或站姿进行。

　　前面提到过"终末感"，该术语应用在解剖结构中，即指关节或肌肉在有效运动范围内出现的阻力。在软组织和筋膜中，你感知到组织缺乏弹性或运动的地方就是出现终末感或组织屏障的地方，表示该地方为受限处。在开始实施 MFR 技术时，我们将为你提供更加详细的介绍。现在，你要做的是，按入组织，观察其张力，比较身体左右两侧。

　　先从触诊评估中感觉较为紧绷的一侧腿开始实施 MFR 技术，接着再次检查双腿对等性。检查大腿组织的弹性和终末感是你检测运动性与移动性的一种不错的方法，这些检测适用于身体的任何地方。在进行检测时，你必须考虑治疗台的弹性或阻力，以及正在接受检查的身体部位。对胫部进行检测比较困难，你可以采用与大腿相同的方式检测腿后部、臀部区域与髋部、背部、肩部、手臂、胸廓及腹部。

　　接下来，检测组织的滑动性。组织缺乏滑动性即表示出现受限现象，向你透露身体哪个部位出现受限处。接着，使用 MFR 技术为受限区域提供治疗以恢复其运动自由性。连续体组织内部结构就像洋葱层一样，层与层之间是通过纤维（筋膜网状物中相互交织和起支撑作用的复杂组件）与相邻层直接联系。相邻两层之间会滑动，然而，当出现受限处时，组织间的滑动会受阻，并且在某些情况下，层与层会完全粘连，其中筋膜基质会固化，胶原与弹性蛋白纤维会粘连在一起，就像尼龙搭扣（钩和环带）。同组织运动性和移动性检测一样，我选择在身体（上背）易于接受治疗的区域做实验。你可以使用双手实施该技术以评估身体左右两侧之间的区别与相同之处，或使用一只手评估身体任何区域的组织受限处。你也可以使用手指代替整只手并更加有针对性地实施技术。

　　在你进行任何触摸之前，先静下心来，保持柔软和放松状态。同时，记住尽量不要对任何情况妄加判断。该主题在第 3 章的"心理准备"一节中有过讨论。

实际应用：组织弹性和终末感的评估

组织弹性和终末感的评估就是组织运动性和移动性的评估。你将感觉到组织的末端弹性缺失，进入反冲阶段。

1. 让客户采用仰卧姿势（面朝上）。

2. 首先，观察客户的躺姿，并做记录。有些客户躺在治疗台时，自我感觉身体笔直，并未意识到自己身体歪曲。当站立时，身体试图围绕其重心自行组织，同时双眼保持水平。当躺下时，姿势与身体正位反射呈放松状态，让我们能够清楚地看到功能障碍模式。

3. 大腿拥有宽大面积和良好组织深度，是评估最佳起始区域。

4. 站立，身体保持放松舒适，双手置于客户大腿，指尖朝向另一条腿内侧。双手轻柔地按入大腿，向地板方向直接温和按压，借助身体将力量传递至客户身体出现阻力的部位。在该过程中，客户应该感到完全舒适，治疗师应该感到操作方便。

5. 注意你是否能感觉到双手下方微妙的阻力屏障，是什么感觉。

6. 组织坚硬还是柔软？终末感是否柔软，或者快速停止时能否观察到终末感？

7. 记录组织的感觉，以便你与另一条大腿组织进行比较。

8. 反复温和弹振组织，速率约每秒重复两次。再次将双手置于上面，借用体重轻轻地弹动组织5秒至10秒。这应该能够为你提供足够的时间体验弹性或阻力；然而，如果需要，可以操作更长的时间。

9. 对另一条大腿进行该测试并比较结果。

10. 如果一条腿比另一条腿出现更多的阻力或者出现重复性劳损模式，则可以说明这一条腿比另一条腿承载更多的体重。

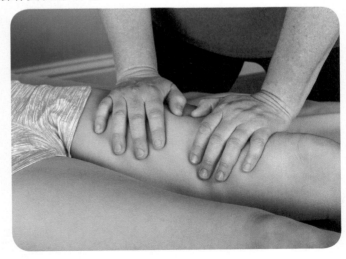

实际应用：组织滑动性评估

你可以在身体任何地方实施该项简单技术，为你提供有关组织滑动性的评估。

1. 客户采用俯卧姿势（面朝下），治疗师站在治疗台顶部。

2. 双手置于客户上背脊柱两侧，皮肤接触皮肤，指尖朝向客户足部。你会发现，双手一半置于脊柱旁边的组织上方，一半置于肩胛骨上方。

3. 双手保持柔软，置于客户组织，轻轻地朝向地面按压。

4. 客户不会感到任何不适，你评估时无须用力，只需借用体重。

5. 保持双手皮肤接触客户皮肤，适当地用力向客户足部方向按压，不可滑动皮肤。

6. 注意观察一只手是否比另一只手更易于往下推。

7. 轻轻地移开双手，放回起始点。

8. 双手再次轻轻地朝地面按压客户组织，朝着客户头部方向按压组织，不可滑动皮肤。

9. 注意拖拉时是否对等。

10. 你可以采用侧向动作进行检查。

11. 当你向客户足部方向按压时，会发现一只手比另一只手移至更远的距离，无滑动动作，较近的这只手发现了一个受限处（或比另一侧拥有更多的受限处）。由于你无法向下拖拉组织，则表明该受限处位于该手部的后面或上方。

12. 如果你注意的话，当你朝着客户头部拖拉组织时，没在皮肤上滑动，一只手比另一只手移得更远，较近的这只手发现了一个受限处。该受限处位于手部前面或下面。

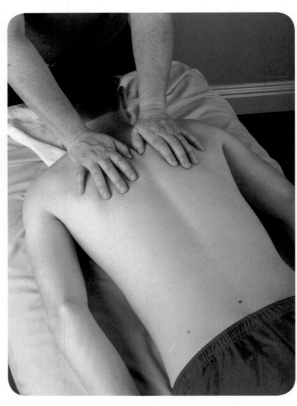

13. 现在，你可以在受限区域实施 MFR 技术，并对客户重新进行评估。

提示 • 在执行任何 MFR 技术之前，确保你的双手以及客户的皮肤清洁干爽。

• 大多数治疗师都有优势侧。在进行触诊评估时，确保双手的感觉相同，然后执行拖拉动作。

• 花时间练习这些评估技术。这些技术都是必备的工具，也是简单有效的诊断工具。

牵引与按压

牵引与按压评估也涉及终末感，但在这种情况下，你需要直接评估客户关节内部和周围组织的质量。你要比较身体左右两侧，并最终评估整个筋膜和软组织网络的功能和功能障碍。

牵引涉及逐渐柔和地延长肢体至筋膜阻力或终末感。我们通常牵引手臂或腿部，因为这不仅能够良好地评估四肢，还能评估整个身体牵引线的软组织。

我之前提到，筋膜主要是从上到下纵向对齐。沿着纵向轴的水平面起到支撑吊索和内腔分隔作用，还能为关节提供支撑作用。在组织滑动评估中，我们通过牵引或推动组织以感受其下层的阻力。同样的方法也适用于将肢体按压或牵引至末端部位来感觉。当你牵引肢体时，软组织层之间能够充分滑动和自由运动，你会感受并观察到，整个身体正在向你的方向滑动。自由滑动停止或卡住的地方就是受限区域，你可以实施 MFR 技术提供治疗，并重新进行测试。

你还记得之前讨论过的桌布比喻吗？握住桌布两角，慢慢地向你的方向拉动，拉力会均匀分布至织物。如果固定桌布或将桌布钉在桌子上面，你就无法让面料均衡和平滑地向你滑动。事实上，你越用力拉，织物变得越紧。这正是牵引评估期间发生的情况。当你牵引胳膊或腿部时，注意哪个部位动作流动性顺畅，哪个部位动作流动性减弱，以及最终哪个部位动作停止。

同前两种评估一样，花时间确保自己身体舒适、放松，确保客户知道你要做什么以及你将如何做。牵引与按压测试涉及对比身体两侧的组织。

实际应用：牵引评估

1. 让客户采用仰卧姿势，治疗师站在治疗台旁边，面向客户头部，将客户手臂抬离治疗台，并且稍微向身体侧面移开。轻轻地握住客户的手臂，一只手牢固地握住前臂，另一只手握住肘部正下方或正上方。

2. 缓慢轻柔地朝着你的方向牵引手臂。

3. 注意滑动情况和终末感。

4. 滑动应该均匀流畅，终末感应该柔软有弹性。

5. 当你轻轻地牵引胳膊时，会沿着牵拉线牵引肩膀、颈部和头部。

6. 鼓励客户放松头部、颈部和肩部，以便你可以毫无阻力地感受到系统牵引力。

7. 松开牵引的手臂，并重新牵引以再次评估肢体。

8. 与客户讨论感觉，并对另一个手臂执行相同的评估，注意之间的任何差异。

9. 现在，对客户的腿部执行相同测试，确保客户的身体尽可能地保持柔软和放松。

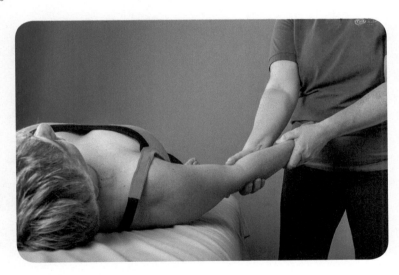

实际应用：按压评估

与牵引相对的技术是按压。客户可以采用仰卧（面朝上）或俯卧（面朝下）姿势接受按压评估。你可以先按压右肢再按压左肢，或反之，或者同时按压比较双肢。你可以站在治疗台尾部同时评估两条腿，或者站在治疗台顶部，将客户双臂举至头部同时评估双臂。

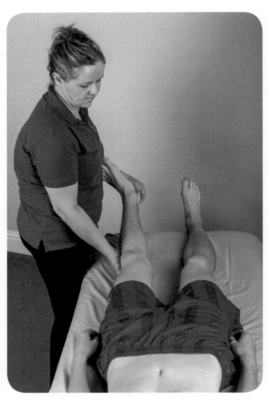

1. 让客户采用仰卧姿势，你站在治疗台旁边，轻轻而牢固地握住客户肢体，按压或推动至关节空间，保持敏感检查组织以寻找终末感或组织阻力，并且注意各层之间的滑动情况。

2. 在某些情况下，组织受限会减弱按压力，并且肢体开始向内或向外旋转。

3. 在按压肢体时，首先从最远端的关节按压至下一个较近端的关节；接着再按压至下一个更近端的关节，以此类推。

4. 客户身体应该与按压施力一起移动。受限处就是运动停止的地方和失去连接的地方（即敏感的双手无法识别正在按压的区域）。此时实施 MFR 技术，接着重新评估肢体。

提示 牵引与按压技术始终在客户容忍范围内执行。你需要注意组织的微妙感觉。如果客户对牵引或按压技术感到不适，则立即停止评估，仅采用触诊评估。

治疗经验

学生经常会问及如何提高其动觉与感觉意识。如果你在几个人的身上练习触诊技能和本书概述的基础交叉手放松方法，你便能够感觉到双手下面组织的差异。实践是提高技能的唯一方法，最终，你将会从中获益。

皮肤捏提法

皮肤捏提法不仅是一种有效的筋膜和软组织松解技术，而且还是一种评估皮肤和浅筋膜的好方法。该评估技术可以打破皮肤和筋膜层之间所形成的限制性交联，增强运动性、移动性、循环和淋巴液流动。

皮肤捏提法是一种优秀的评估方法，能够触诊皮肤与浅筋膜粘连，甚至与更深筋膜层的粘连。从腰部皮肤向上捏提至颈部比相反方向采用此方法更加方便。捏提左胸侧面比捏提右胸相同区域更加方便。

为身体上背区域提供治疗，皮肤捏提评估技术方便实施于该区域。然而，皮肤捏提法通常适用于身体中任何可供抓握而又不会掐到皮肤的组织区域。

皮肤捏提法会对表面组织产生巨大的循环冲击，使皮肤变粉红或变红。当你提起皮肤时，即将皮肤提离可能存在受限处的深层组织。出现粉色或淡红色则通常意味着该区域是循环受限区域，可以接受 MFR 技术治疗。你还可以继续在局部区域周围捏提皮肤以使功能恢复正常。由于皮肤捏提法较为温和，完全能够在客户容忍度范围内完成。这不仅是有关捏提多少组织皮肤的问题，而且是有关捏提的方向和速度的问题。

实际应用：皮肤捏提评估

手指和拇指较难捏提的区域、较为敏感的区域或者易于发红的区域，则表示这些区域出现受限处，随后需要接受治疗，并重新评估。

1. 让客户采用俯卧姿势（面朝下），告知客户你将要做什么，站在治疗台侧边，面朝客户头部。花费时间设定目标，让自己静下心，双手置于客户身体。

2. 开始使用双手的指腹与拇指之间轻轻且牢固地抓握客户背部组织。

3. 你可以将一只手置于脊柱一侧，或将两只手放置于脊柱同一侧。

4. 使用拇指指腹捏提组织，一次使用一只手，向前上捏提客户背部以治疗更多组织。

5. 注意客户哪个组织卡住了或敏感。

6. 站于客户头部附近，面朝客户足部，向下捏提客户背部，重新评估。

7. 你还可以在客户背部进行皮肤捏提评估。

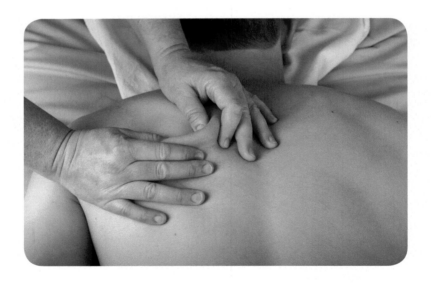

提示 最简单的方法是选择身体中皮肤较为松弛的部位开始捏提，特别是当你刚开始学习该技术时。向你提供一个关于捏提皮肤方面的诀窍，如果有掐皮肤的感觉，就是做错了。别着急，操作越慢，越容易掌握手指与拇指之间的动作，客户也更易于接受该手法。

回弹法

　　回弹法是约翰・巴尔内斯筋膜方法的一个组成部分，是治疗和评估身体组织的另一种极好的方法。本节仅介绍与诊断测试相关的回弹法的基础知识，以便你现在能够将其整合到你的评估方法中。有关回弹法更深入的讨论，包括其理论、作用、原理以及效果，请参见第 11 章。

　　筋膜回弹法是利用身体的感觉和节律，最终将筋膜系统作为其流动性和受限处的指标。在目前的评估中，我们使用了直接触诊、回弹法和拖曳法来测试组织的运动性和移动性，并且观察肢体组织纵向层之间是否能够轻易滑动。现在，我们要在这些评估中增加有关组织与身体部位在接受治疗师双手温和且有节律的晃动时所产生的反应。

　　回弹会让人感到非常轻松，客户经常描述接受过这种方法治疗后身体出现"嗡嗡"的感觉。回弹法可以用来帮助身体恢复其和谐的流动状态，同时也有助于打破和放松身体与情绪的习惯性支撑和固定模式。第 11 章将提供更加详细的讨论。

实际应用：腿部回弹评估

手臂和腿部可以通过直接回弹法进行评估。直接弹动躯干不仅可以显示躯干的流动性，而且还能显示手臂与腿部的运动性和流动性，因为这些部位会随着躯干运动。

1. 让客户采用仰卧姿势，治疗师花费时间设定目标，确保自己的身体处于放松与柔软状态。

2. 站在客户腿部旁边（外侧），双手平放在客户腿部，一只手置于膝关节下方，另一只手置于膝关节上方。

3. 轻轻地按压组织，采用小幅度动作向内侧滚动腿部（向中间或向内）寻找内侧的终末感。

4. 当你察觉到终末感，保持皮肤接触，允许组织和肢体朝向你的方向回滚。当侧面回滚至其终点范围，再次向中间滚动至终末感，并且继续向中间和侧面摇晃肢体。

5. 节律是每秒重复一次到两次，但这主要取决于客户。节律与客户身形大小无关，而是取决于客户身体中的支撑模式与固定模式。

6. 当你晃动客户身体时，请注意什么地方动、什么地方不动，特别是当你要求客户保持柔和跟随运动节律移动时。

7. 无法跟随运动节律移动的地方是受限处，可以使用 MFR 技术提供治疗。

8. 继续晃动客户 10 秒至 20 秒，然后对另一侧腿进行测试，注意是否有任何差异和相似之处。

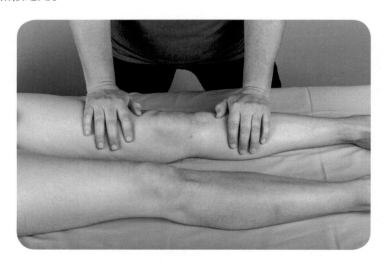

实际应用：躯干回弹评估

1. 让客户采用仰卧姿势，站在客户髋部外侧的位置。

2. 将一只手平放于客户最接近你的那一侧髋部和大腿区域，另一只手置于客户侧肋。

3. 轻轻地向远离你的方向推动客户身体，直到感觉到流畅运动终止的地方。接着，不要移开双手，按压，朝向你的方向推回。

4. 在朝着你的方向推动客户身体并发现其流动终止的地方时，再次向远离你的方向推动客户身体，重复该动作，并且寻找一种节律。

5. 继续滚动，注意什么地方动，什么地方不动。

6. 站在客户身体另一侧执行相同评估，并且注意是否与之前一侧有任何差异。

7. 缺乏运动的地方，就是应该提供 MFR 技术和重新测试的地方。

8. 与客户讨论你的感觉，并将你的发现添加至评估记录中。

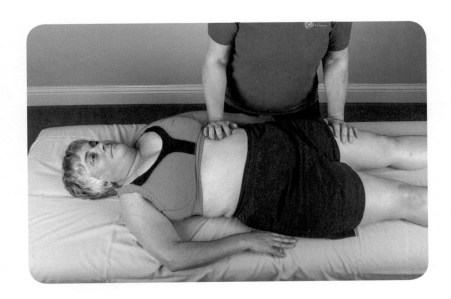

提示 • 开始时慢慢操作，感受客户的节律；每个客户的节律都独一无二。每个身体的受限处、流动性和能量流都因人而异。

• 回弹法适用于初始评估或治疗过程中的任何时间。

• 回弹法可以采用俯卧或仰卧姿势。

第 4 章　触诊与身体评估　81

结束语

评估通常是在治疗开始时进行的，但是将其整合到 MFR 治疗过程中也无害处。花费时间进行评估和评价，不仅能够为治疗进度提供一个基准，而且还能够让客户看到并感受到他们如何受益于该治疗。

简答题

1. 运动性和移动性是什么意思？
2. "终末感"这个术语是什么意思？
3. ASIS 的全名是什么？
4. MFR 中使用了什么摇晃方法？
5. 你可以在站姿和卧姿两种体位中实施触诊吗？

第 5 章

筋膜松解的技术方法

本章还会介绍 MFR 技术。这是因为每种 MFR 治疗方式和每种技术的应用方式基本不变，从初期的视觉触诊评估到后期的治疗都采用相同的准备和触诊过程。这是 MFR 技术唯一被视为具有规程特质的地方。该规程是必要的，正如你看到的，MFR 会对软组织动员或深层组织按摩产生完全不同的结果和反应。

当实施 MFR 时，双手不要滑动或滑过皮肤。客户皮肤必须保持干燥，不要使用任何按摩油或润滑剂，所有的技术必须直接接触皮肤实施，不可隔着窗帘、毛巾或衣服实施。所有这些技术必须应用于受限部位（终末感），并且必须在受限处等待至少 5 分钟，以便客户的身体与情绪对治疗做出反应。这能够为组织提供时间放松和响应流体动力学与机械敏感性受体的回应。虽然，书中许多技术较为相似，但是产生的反应却完全不同。因此，你拥有很多实践技术的机会，所谓熟能生巧。

如何应用各种筋膜松解技术

在为客户提供治疗时，始终做好心理与身体的准备。设定治疗目标，采用建设性的沟通方式，以及培养良好的谈话技能。精力完全集中于触觉，不妄加任何判断，保持开放态度，以客户为中心提供治疗。请参见第 3 章有关准备与沟通的详细讨论。

在将双手置于客户身体之前，请关注自己的身体。确保你处于舒适和放松位置，并且已经将所有精神包袱置于治疗室门外。你需要将全部精力集中于治疗室中，并且完全展现你的意向。某些治疗师将此情况称为沉下心来或专注。

心理准备与沟通

在治疗前，你需要设定清晰的目标。也就是说，你需要与客户建立一种开放式的合作，响应客户的需求，而不是只限于遵循某种症状的方案提供治疗。

始终对客户身上所出现的情况保持兴趣、同情、关心和好奇。培养一种"我能够怎么帮助你"和"告诉我，你想让我做什么"的态度。每种技术从头到尾都要缓慢实施，不要着急或强迫自己。感觉并寻找组织受限部位，不要强力压迫受限部位而是等待受限部位放松。

与客户沟通至关重要。当初步完成个人信息收集和实施姿势与触诊评估后，向客户解释你要实施的技术，以及该技术要实施在哪个部位。不管采用什么治疗方式，始终要求客户关注自己的身体和你双手所在的部位，使身体放松可触摸，协助你完成整个治疗过程。你也可以让客户保持你双手接触的部位松弛。

在实际操作之前，需要与客户创建精神联系。你的任务是在整个治疗过程中保持精神联系和开放式沟通。如果受到外界噪声干扰，思绪分散或无法集中于双手部位或自己的身体，则必须重新设定目标，重新与客户沟通，以便将精力集中于自己和客户。

如果你与客户都能够更深入地探索内在意识，则会给潜意识思考（右脑）和催眠状态带来有利影响。但是，请避免一般性聊天，因为这类谈话会刺激左侧大脑的分析与逻辑思维，打破你双手与客户身体建立的联系。

你还必须考虑到，MFR 并非简单的 1 加 1 等于 2。你要综合考虑人体筋膜构成、下一个受限部位、个性、态度和生活经验。世界上没有两个人是一模一样的，这就是为什么说 MFR 并非某种规程或某种处方。尽管所有的 MFR 技术都采用相同的应用方式，但是你从每个客户身体中跟踪与感知的三维受限处各不相同，这使得每个治疗过程也不尽相同。

组织阻力屏障

软化浅筋膜以便按压受限处所在的深筋膜，缓慢且有力地实施 MFR 技术。实施每种技术时，要目标明确，不要强力压迫受限部位。

我们在前面章节提及"终末感"和"组织屏障"这两个术语。它们指的是每个人独特筋膜网络中肌肉与弹性胶原中出现的微妙阻力。我们在前面提到过，实施 MFR 不是使用多大力度，而是感受到多大阻力。每种技术都要使用双手去感受。实施适当时长的按压，接着再进行手法治疗和放松。按压时长对胶原蛋白的释放和结合水的运动至关重要。从筋膜的角度看，组织从放松状态到出现明确的阻力现象，被称为组织屏障。肌肉与弹性胶原出现阻力的地方就是组织屏障，不要强行操作。

根据技术的不同，你可能会在身体的每个平面和牵引路径找到组织屏障。我们还使用"深层屏障"来描述于按入客户身体时所感受到的组织屏障。该技术主要应用于交叉手放松中。

当肌骨弹性组织的深层屏障变柔软，你需要持续按压，略过放松的地方并移至下一个出现微妙阻力的组织屏障处。该过程需要持续大约 5 分钟或以上，以使组织肌骨与胶原得到放松和理顺。

双手置于客户皮肤上面，慢慢地按入客户身体，感觉双手陷入组织，就像做黏土手印一样。当你发现某个区域缺乏柔软性并且需要用力按压，这便是组织的深层屏障。双手置于屏障处，不要用力，双手持续按压使组织变得柔软和放松（如黏土手印）。现在，移至下一个深层屏障，并等待放松，不断重复该过程。由于筋膜是一种三维基质，你会在多个平面感受到阻力屏障，这些屏障都要跟踪治疗。由于你想更加深入按压组织或关节，所以要保持关注组织深层屏障，同时还要注意其他方向的筋膜阻力和理顺现象。

以下将 MFR 技术应用程序细分为几个简单阶段。

- 直接接触皮肤实施 MFR 技术，不使用任何按摩油、蜡或润滑剂。
- 确定意向创建治疗连接或让自己与客户平静下来。
- 双手轻轻地置于客户身体上，按入组织的深层屏障或者牵引寻找组织的深层屏障，并且一边与客户进行适当谈话，一边等待组织变松弛。
- 不要在任何时候强迫组织或滑动、滑过皮肤。
- 当组织放松时，轻轻地略过放松的组织并移至下一个组织屏障。
- 等待屏障变柔软和理顺，然后再次略过放松的组织并移至下一个屏障。
- 根据不同的技术，按压组织的第二个方向和第三个方向（运动的不同平面或方向），同时保持按压第一个方向。等待任何方向的组织屏障或终末感得到放松。
- 实施技术期间，与客户交流获取有关治疗的反馈或反应。
- 等待每一个组织的阻力屏障得到放松和理顺，松开并移至下一个屏障。
- 等到组织和受限处在三个方向得到放松，松开并继续释放下一个屏障。
- 持续实施大约 5 分钟或以上，慢慢地松开组织，这取决于客户的不同。

- 进一步与客户交流有关该技术的效果、反馈和反应，为你指出需要后续治疗的区域。
- 查看客户身体组织是否出现皮肤红肿（发红）现象。这同样表示该区域需要进行后续治疗。

　　MFR 是一种三维技术，用于治疗三维筋膜连续体中的三维受限处。随着你对该技术越来越熟练，你会发现，你的双手不再是向各个方向机械按压，而是会随着组织得到放松和软化而变得更加具有流动性。

提示
- 在开始实施技术之前，采用舒服的站姿或坐姿。
- 确认有些客户易于与自己的身体建立联系；告诉客户熟能生巧。
- 许多客户因为长期慢性疼痛出现躲避疼痛的反应，所以需要时间重新激活身体。
- 不要引导、强迫或判断，而要促进、跟随和支持。
- 始终保持"倾听"。如果觉得用力太重，就是用力太重。
- 与厚实紧密的深筋膜相比，浅筋膜更具有弹性与柔性。学会透过皮肤和浅筋膜发现隐藏于深筋膜中的受限处的微妙变化。

提示
- 无论客户任何部位出现疼痛和不适，本书所介绍的各种技术都可用作 MFR 治疗的一部分。一项有关筋膜解剖学的研究成果表明，现在越来越多的人认为疼痛和不适有可能是由疼痛处远端的筋膜受限处所引起的。
- MFR 技术提出了"找寻疼痛部位和导致疼痛的部位"这一概念。因此，任何技术或组合技术都可以修复疼痛。MFR 技术的艺术之处不在于"修复"疼痛，而是在于通过动觉意识寻找身体中的受限处，以及跟踪并感觉筋膜网络放松的能力。
- 每种 MFR 技术都对整个三维筋膜基质产生影响，必须视为一个整体以消除客户的疼痛和功能障碍。

交叉手放松

交叉手放松是目前 MFR 治疗方法中最重要、最基本和最常用的一种技术，也是构成各种其他 MFR 疗法的一种基础技术。该技术具有灵活性，可以与其他技术结合使用，是了解筋膜系统感觉的最好方法，有助于你更加有效地实施 MFR 技术。

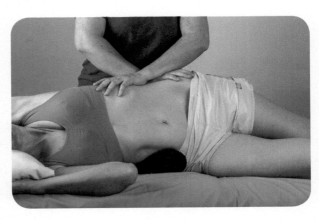

使用交叉手放松通常是在前臂或手腕处交叉，让手指指向相反方向。这有助于放松双手之间的部位。当你了解 MFR 方法并学习交叉手放松，便可以使用手，甚至手指，练习寻找客户身体中需要放松的地方。

双手交叉于客户皮肤上面，保持轻轻按压组织的深层屏障，在富有弹性的浅筋膜中寻找组织阻力。双手轻轻按压，同时集中精神关注双手下方和周围组织（最终是整个筋膜基质）。双手的重量会让浅筋膜层产生一种柔软感，就好像双手按入软黏土。

当你找到组织的深层屏障时，在此屏障处等待，等待该组织得到放松、软化和理顺，使你能够无须用力就能更加轻柔地持续向内按压下一个深层屏障。与浅筋膜变柔软一样，深筋膜的组织结构与终末感也会发生显著的变化。深筋膜的组织阻力更像太妃糖或口香糖的感觉，而不是浅筋膜那种黄油融化的感觉。深筋膜坚韧、紧凑、无弹性，给你一种真正能够放松延长组织的感觉。

随着组织继续向内放松至更深层的筋膜受限处，你开始感觉到双手之间的组织变柔软。在持续按压深层屏障并且靠向客户时，分开双手或拉紧松弛部位，移至该方向的终末感，不要用力或滑动、滑过皮肤，从而保持两个方向按压。现在，等待双手之间的组织分离或延长，再次松开移至下一个组织屏障。组织会向内或向延长方向（或这两个方向）放松和理顺。按住组织屏障或终末感，不要滑动或滑过皮肤，以放松更多受限处。

第三维度也会发生运动。保持向内按压和伸展双手之间的组织阻力，你会感觉到组织开始向外或向内扭转放松。双手移至屏障处等待，使运动的三个平面或方向相互堆叠以促进三维基质的放松。

实施交叉手放松通常需要 5 分钟或以上。因为胶原蛋白仅在 90~120 秒后才开始放松，而肌骨弹性和弹性胶原纤维需要 90 秒时间才会延长。持续按压时间越长，会对整个三维筋膜基质带来越多的影响。

每种交叉手放松都是独一无二的。虽然技术本身是一种三维模式，但是还是需要借用巧妙摸索的双手扭转，延长和分离特定受限处，让组织会出现放松和理顺的感觉。此外，你与客户的感受和反应将会完全不同。因此，花些时间用双手按入客户组织，无须用力，等待客户任何方向的组织理顺。

到目前为止，交叉手放松最重要的是学会敏感、微妙和用心地感受组织阻力。当你熟悉该技术后，便学会如何使用双手沿着放松方向一路感受、跟踪和"倾听"组织，随着系统流体起落从一个屏障移至另一个屏障。鼓励客户保持身体柔软放松并积极参与到该技术中。这有助于你与客户的沟通，从而增强技术的效果。

提示 • 练习交叉手放松能够使你感知筋膜基质的微妙之处。你将学会如何触摸密集的肌肉组织，并认识到系统的统一性。这有助于你沿着组织放松的方向寻找受限处。

• 直接接触皮肤操作，不要使用按摩油、按摩霜或润滑剂，不要强迫组织屏障或滑动、滑过皮肤。如果双手机械地强迫组织或滑过皮肤，那么这只是移动软组织，并不是真正的 MFR 技术。因为没有利用筋膜机械敏感性受体和三维基质的微妙之处。

• 设定目标，与客户沟通，应用技术，适当交流，并等待和跟踪组织反应。

• 客户采用有效的姿势能够增强技术效果。受伤的人不可平躺于治疗台。客户需要采用各种三维姿势（俯卧、仰卧、侧卧、半卧、坐着和站立）接受治疗，以寻找并放松三个方向的筋膜受限处。

• 右手交叉于左手上方，还是左手交叉于右手上方，这无关紧要，最好交替交叉以避免手部出现重复性劳损。

• 总之，耐心等待，不要太用力。

- 有些客户腿部非常沉重。注意自己的姿势是否足够支撑客户腿部的重量。
- 在牵引腿部时，由于膝关节受到轻微伸展，可能会出现不舒服，要求客户随时告知。对于膝关节有问题或不适的客户，可以采用仰卧或俯卧姿势，将腿部置于治疗台接受牵引，同时还要在受限处应用牵引、外旋和外展技术。

按压放松

由于筋膜系统是一种三维纤维网络，在向远离你的方向推动或滑动组织时，组织会沿多个方向延长以获得放松。实际上，按压放松是持续按住其组织屏障处，等待放松，并且松开、推动或滑动组织至下一个组织屏障处。在大多数传统疗法中，我们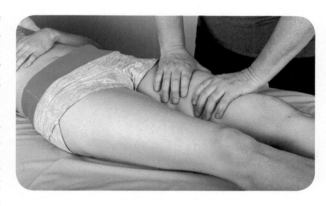会通过牵引或延长组织治疗受限处，许多 MFR 方法也是如此。然而，有时组织紧绷和受限程度严重，采用牵引会给客户带来疼痛感。

按压结构实际上是延长组织，因为组织在得到触摸时会与接受牵引一样变得柔顺。更重要的是，按压放松能够帮助客户消除潜意识中身体与情绪的习惯性固定模式和支撑模式。按压技术实际上与交叉手放松和纵向轴放松截然相反。

当你为手臂提供纵向轴放松时，牵引组织至受限处或出现终末感，先外旋，再外展至组织屏障或组织末端。你可以按压组织阻力，但是不要强力压迫受限部位或滑动皮肤。你所需要做的就是放松。你可以选择按压手臂，接着采用外旋和外展技术获得显著的放松效果。

要按压大腿前面的组织，双手置于大腿两侧而非交叉。双手按入客户身体的深层受限处。接着，双手逐渐靠近并略过已完全放松的组织。记得不要强力压迫受限部位或滑动皮肤。

按压技术通常在牵引技术无效的情况下使用。并非牵引技术不好，而是组织拥有身体和情绪固定模式，按压能够更好地解决该问题。与交叉手放松一样，按压放松需要持续 5 分钟或更长时间以获得有效放松。

提示 当采用纵向轴或交叉手放松无效后，请尝试使用温和的按压技术，接着重新使用最初的技术。

横断面放松

人体的筋膜平面大多数是垂直而非水平分布的。在横断面采用滑动动作效果不明显。从解剖学角度看，身体如果出现紧绷的话，某些结构的裂片会变成人体筋膜在纵向轴滑动中的功能性阻碍区域。

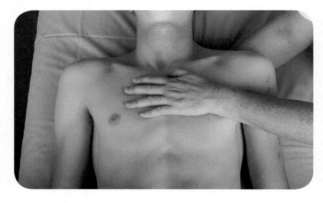

横断面主要位于功能性结缔组织的地方。重要的筋膜横断面是骨盆膈膜、横膈膜、胸廓入口和颅底。这些平面与脊柱保持横向水平，是沿着脊柱最大的应力区域。每个关节也有横断面。

执行横断面放松时，将一只手置于客户仰卧身体的下方，皮肤接触皮肤。另一只手置于该手的正上方，皮肤接触皮肤。置于下方的手保持柔软并提供支撑，而置于上方的手轻轻地按下客户身体，不要强力压迫受限部位或滑过皮肤（这与使用交叉手放松按压深层受限部位相同）。当使用双手接触客户皮肤时，调用意识或集中于柔软的双手，等待组织产生理顺感觉，并且移至下一个组织阻力屏障。当组织变得柔顺时，继续并略过完全放松的部位。该技术大约需要持续 5 分钟或更长时间。客户可以在治疗台上面采用坐姿、站姿或躺姿接受横断面放松。

交叉手放松与纵向轴放松延长组织，而横断面放松则按压组织。由于筋膜是一种三维连续网状物，可向任何方向放松和延长，也可向任何方向移动和理顺。

治疗对话

在提供 MFR 治疗期间，对话是一种非常有效且直观的工具。它能够帮助客户关注于治疗、效果和身体反应，同时还能够为治疗师提供非常有价值的反馈。这里，我将描述最简单的对话方法，以促进 MFR 治疗。

如果你与客户都关注于意识与动觉的连接，会极大提高 MFR 治疗效果。帮助激发客户右脑的无限可能。右脑采用一种直观方式集中处理视觉，而左脑则处理语言、分析和顺序信息。右脑可以提供答案以及替代旧感知、习惯、反应和行为的方法和理解。

在接受 MFR 治疗期间，客户能够体验到丰富的反应与效果。如果你提出描述性问题，会让客户思考解释他们感觉的词语而非问题，并且让他们思考和分析他们感觉到的东西以及原因。此外，尽量不要提出分析性问题，其中包括"何事""何时""为何"这些词语，因为这些会让客户去分析和判断他们的感觉和经验。

最初，你可能会要求客户闭上眼睛，加强内在注意力，关注于你双手所在的他们的身体部位，让这些部位变得柔软和放松。使用简单的词语和概念，不要让客户费劲了解所要做的事情。在咨询过程中，注意客户描述其症状的方式，这可以为你透露客户学习风格的信息，该客户是善于使用右脑的人（创造性和描述性）还是善于使用左脑的人（逻辑和分析，甚至视觉、听觉、语言或动觉）。这是有关左右脑非常一般性的描述，然而，这些信息有助你定制适合客户的对话。

在治疗期间合适的时间点，请求客户描述他的感觉或注意到的东西。这将有助于他关注和感觉身上所发生的事情，而非外部环境中发生的事情。

随着技术不断改进，鼓励客户保持身体意识和柔软度，并注意身体任何其他地方是否也有效（告诉你什么效果和在什么地方有效）。双手按压部位远端出现反应的地方需要进行后续治疗，因为这些区域与张力线和受限处相关联。

治疗对话在客户情绪反应中起到至关重要的作用。然而，除了采用平静且自信的方式进行对话之外，没有任何其他方法。治疗对话是一个非常直观的过程，其中言语有助于促进治疗。情绪放松是对 MFR 的一种自发而自然的反应。如果你没有接受辅导员或心理治疗师的培训（大多数 MFR 治疗师没有），你的职责是帮助客户感受任何对 MFR 产生的反应和影响，而不以任何方式进行咨询、引导、分析或判断。让他们的情感得到放松，放松程度是物理放松的两倍，让客户知道他们的所有体验完全正常，是对 MFR 治疗的一种非常自然的反应。如果你觉得"谈话疗法"对客户有帮助，建议他接受心理咨询或心理治疗。

经验丰富的治疗师会在治疗期间使用对话以促进任何情绪放松。如上所述，这是一种实用且直观的技能；然而，理解对话的作用有助于增强你的治疗意识。

大多数创伤治疗都是通过谈话和精神药物解决问题。这两种方法都可以使用。然而，只有解决身体的重要作用，才能完全治愈创伤。（Levine，1997，第2页）

提示 虽然横断面放松本身也是一种技术，但是我经常将其看作交叉手放松技术。这是因为我们一样是上面的手向内放松，下面的手在身体下保持柔软，接着取决于你正在治疗的受限处，实施一侧到另一侧、扭曲、螺旋或从头至足的运动。

提示 横断面放松非常适合用在治疗的开始或结尾。这样可以更好地介绍MFR，为整个身体提供良好的感觉意识。

筋膜松解与筋膜回弹

筋膜松解与筋膜回弹构成了约翰·巴尔内斯持续MFR方法三角区域的两点。第三点是技术。

如果没有本能与自发的松解与回弹现象，以及客户与治疗师之间没有感观意识和直觉连接，那么纯粹的技术应用就变得更加空洞，几乎没有任何意义。MFR是否出现筋膜松解和回弹现象正如听见音乐和听音乐之间的差别。

筋膜松解是身体或整个身体任何部位自发的运动。这是一个正常且自然的过程，发生在睡眠周期。治疗师可以直观感觉到松解微妙地开始，协助并促进该过程，帮助客户身体与心灵获得放松。

筋膜回弹可以由治疗师实现或自发产生。回弹是用来表示晃动组织、关节和四肢，使固体返回流体状态并改进组织与关节运动性和移动性的术语。

回弹和松解通常组合使用，不涉及具体技术。在筋膜组织开始软化和理顺时使用。当基质返回到流体状态时，物理和情绪受限处会得到放松，能量会积聚并随后排放。这种排放促使身体运动。运动可以相当优雅而温和，也可以快速而笨拙，可以带有情绪成分或不带情绪成分。运动和反应完全取决于客户。

提示 筋膜松解和回弹现象属于经验性事件。如果出现这些现象，能够为我们提供有关功能障碍和受限处的情况，这是测试、扫描或评估所无法提供的。这两种自发现象有助于释放巨大张力，使后续技术产生更深远的效果。

技术组合

MFR 方法并无任何界限。治疗师通常会发现，他们可以开发自己风格的技术，调整各种技术，甚至发明自己的技术，以满足每个客户的需求。你可以改善手部姿势，采用不同治疗工具或提供多位治疗师协作或强化治疗方案，组合成自己的技术风格。通过这种方式，你可以提供一种完整的个性化治疗，同时又能保持该方法的真实性。

第 12 章介绍了技术的组合与调整，以及使用筋膜评估作为技术的一部分以增强你的感觉。你将学习瘢痕组织技术，这是一种令人难以置信的治疗方法，通常能够即时产生效果。本书中描述的任何技术适用于有瘢痕和粘连组织的客户。然而，还有一些具有特异性针对瘢痕组织的技术，你可以实践并与其他技术结合使用。

MFR 的概念不仅仅是执行相同技术一定时长以实现预期效果，而是关于提高手感和创造自己风格的治疗。在本章，你学习了如何更改、优化和调整技术，以便根据相关主题满足你与客户的需求。

提示 相信双手告诉你的。如果你觉得需要在别的地方执行交叉手放松，那么就实施该技术，看看会发生什么情况。

结束语

有关技术组合的讨论听上去像是一种线性组合。事实上，MFR 是一种多样化的流体疗法，它结合了双手的感觉、治疗师的直觉，以及来自客户的反馈。

治疗时可以先牵引一只胳膊，几分钟后获取客户的反馈，以及观察组织发生的变化，以便在胸部区域实施交叉手放松。客户可能会反馈在你操作区域远端感觉到变化。你可以从身体前面实施交叉手放松，再到俯卧牵引腿部。客户的身体开始出现自发式放松现象，让你与客户都能够跟踪、牵引、按压和支撑身体，放松一个又一个的屏障。

随着你的 MFR 经验越来越丰富，你的双手能够凭直觉获知所需要做的事以及所需要治疗的地方。正如我之前提及的，技术就像是弹奏乐器，音乐美妙与否源于你如何演奏乐器。

提示 每次仅练习一种技术，熟练后再尝试另一种技术。有些治疗师发现，将 MFR 整合到现有疗法中非常困难。你也可以将 MFR 作为一种单独治疗技术，或者征求现有客户的许可在治疗开始之前实施 15 分钟的 MFR 技术。最理想的是，参加课程或自己接受一些 MFR 治疗，为你应用这些技术提供帮助。

随着你的 MFR 技能不断提高，你会面临更多新问题，并且想要了解你工作中发生的情况。客户也可能会要求你解答，并尝试了解他们身体和情绪对治疗产生的反应。

学会相信你的直觉和感觉。最后，问题已变得不再重要，你自己会意识到定期接受治疗的重要性。你将会从你所接触的事情而非你所做的事情中学到更多的知识。随着经验的不断提高，你能够将它们发展为各种造福于他人的方法和技术。

鼓励客户去探索他们对治疗所产生的反应。请记住，你的职责不是建议或分析。考虑阅读约翰·巴尔内斯及其教师所撰写的更多有关 MFR 的书。

简答题

1. 提供 MFR 技术时，是否应该使用按摩霜、按摩油或润滑剂？
2. 手臂和腿部牵引的另一个名称是什么？
3. 为什么在执行 MFR 时应该避免提出分析性问题？
4. 筋膜主要从哪个方向对准？
5. 执行 MFR 技术所需的平均时长是多少？

第三部分

应用筋膜松解技术

本书的这一部分介绍了交叉手放松、纵向轴放松、按压放松和横断面放松等MFR基础技术。这些章节还介绍了客户在治疗台上采用的体位，以及治疗师如何采用站姿或坐姿实现最佳人体力学的应用效果。同时，我们还提供了你与客户在该过程中感受和观察事物的相关照片与提示，使客户感到安全舒适。本部分还讨论了非常有价值的筋膜松解与回弹，这些都是MFR常见的自发反应。

第6章

交叉手放松

交叉手放松通过双手反方向交叉来完成。身体的某些部位和四肢无法为双手提供足够的空间来使彼此完全分开，你需要尽可能近地将双手置于相反方向并采用舒适的姿势执行该技术。参照每种技术旁边的示范图，如果双手感到不舒服，换一个合适的姿势。

采用交叉手放松技术时，治疗师应该有明确的意图，与客户沟通并告知客户你要做的事。当你完成此技术时，应检查血管舒张反应或发红的区域，并在这些区域以及客户有反应和感觉的区域执行 MFR 技术。

执行任何交叉手放松技术之前，请先阅读本章。我们首先全面介绍了第一种技术，接下来介绍了姿势、手部位置以及其他相关信息。请先在大腿前侧练习交叉手放松，学习整个过程，再学习后续相关技术才会找到感觉。

交叉手放松大腿前侧

大腿前侧交叉手放松是最简单的一种技术，因而是找到 MFR 感觉的最佳方法。注意，我使用的术语是"大腿前侧"而非"股四头肌区域"。这是因为你能找到比单块肌肉所带来的更多的感受。我们常常关注肌肉，而忽视了构成整个人体组织的其他结构和软组织。在执行 MFR 时，你应关注三维筋膜基质，以及支撑和保护该基质的所有构成部分。

让客户在治疗台上采用仰卧姿势，面朝上，尽可能舒适地露出身体部位，记住不要使用任何按摩油、润滑剂或按摩膏。在执行 MFR 时，无须使用毛巾、床单和被子覆盖，因为你需要不断查看和"倾听"客户身体发生的情况。如果盖住身体，将会错过一些东西（请参阅第 3 章了解有关设备使用和场景布置的更多信息）。

- 站在治疗台一侧。
- 放松自己的身体，让自身感觉舒适，专注于客户的需求。
- 设定沟通意图，帮助并响应客户端，而不是只关注自己所做的事。
- 告知客户你将要做的事。
- 将一只手平放于客户髌骨上方软组织处，手呈弧状，使用拇指与食指轻握髌骨。
- 将另一只手平放于客户大腿，指尖朝向相反方向，双手交叉。
- 让置于客户大腿上的你的双手变得柔软。
- 让客户关注你双手所在的位置，并放松其身体，感受你的双手。
- 按压组织，寻找导致组织产生阻力的微妙的深层屏障。
- 等待双手按压后的组织变柔软（黄油融化的感觉），接着松开双手下面的组织，轻柔缓慢地按压下一个导致组织阻力的深层屏障（下一个更深层的受限处）。停在此处并等待放松，然后再深入至下一个组织屏障。记住，切勿强迫组织，始终保持柔和。
- 注意组织的变化，最终你会开始感觉到双手之间的组织变得柔软并且向内放松。
- 持续向内施压，同时松开双手之间的部位（双手彼此远离，而不是用力推动组织屏障），注意不要滑动或滑过皮肤。接着处理另外两个平面，持续施力并等待出现放松和柔软的感觉。
- 观察客户身体，询问客户是在关注你双手下方的区域还是身体其他的区域。
- 最后是感受双手下方的另一个方向，这是第三个维度。采用与前两个维度相同的方式按压并放松，同样注意不要用力或滑动皮肤。

- 每当组织某个方向得到放松，略过放松的组织，停在下一个屏障处，继续按压深层屏障。
- 保持实施放松技术大约 5 分钟或以上，以取得最佳效果。
- 再次询问客户是否注意到身体发生的变化。
- 慢慢松开双手，查看客户身体发红的区域。
- 如果客户的身体有了感觉、情绪、运动、变热或变冷的情况，或者观察到客户身体发红的区域，则表明这些区域可能影响着人的身体或情绪，需要接受后续治疗（第 10 章讨论了有关理顺筋膜的技术）。

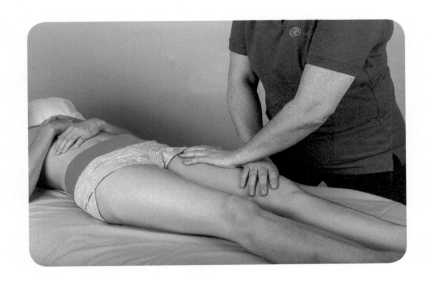

提示 为了增强感知意识，可在客户的另一条大腿前侧执行相同的技术，这样就有一个比较。你可能会注意到，一条腿比另一条腿受到更多的限制。这可以为你提供有关客户身体状况的有用信息，并可将这一信息添加到你的触诊评估结果中。

交叉手放松膝前关节

由于小腿前侧的软组织比大腿前侧少很多，即使采用相同的交叉手放松技术，你还是会感觉到组织结构的差别，双手能够感到骨骼部位产生更多的阻力。

- 让客户采用仰卧姿势，腿部伸直。
- 站在治疗台一侧。
- 将一只手置于客户膝关节下方，指尖朝向客户足部，你会在那里感觉到胫骨。让这只手在该区域上方变得柔软，以使整只手表面（包括手指）都与客户小腿接触。
- 将另一只手置于客户膝关节上方，指尖朝向客户髋关节，再次确保整只手表面和手指都与客户大腿接触。
- 按压客户的组织深层屏障处，等待并沿着三个方向放松组织。
- 避免强力压迫组织或滑动、滑过皮肤。
- 实施该技术至少 5 分钟，以获得最佳效果。

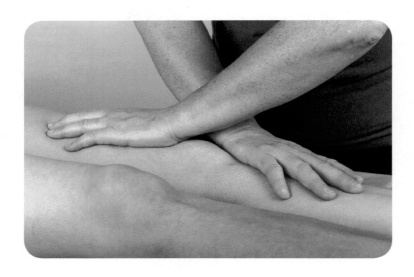

交叉手放松小腿前侧

正如交叉手放松膝关节一样，小腿前侧组织与大腿前侧组织产生的感觉不同。注意双手下方组织的差异和理顺感。

- 让客户采用仰卧姿势，腿部伸直。
- 站在治疗台一侧。
- 将一只手置于客户靠近踝关节处的小腿前侧，皮肤紧密接触，使用拇指与食指握住踝关节前部，手指环绕脚踝内侧。
- 将另一只手置于客户膝关节下方，指尖朝向客户髋关节，再次确保整只手表面和手指都与客户小腿接触。
- 按压客户的组织深层屏障处，等待并沿着三个方向放松组织。
- 避免强力压迫组织或滑动、滑过皮肤。
- 实施该技术至少 5 分钟，以获得最佳效果。

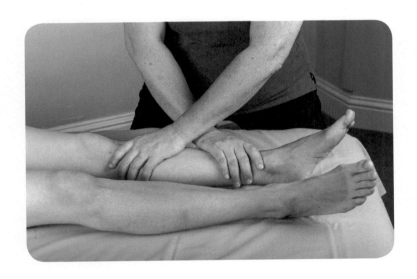

交叉手放松足弓内侧

该技术不仅可以放松足底筋膜，还可以放松足部向上的整个筋膜，并且能够为足部功能带来巨大的好处。

- 让客户采用仰卧姿势，腿部伸直，略微向外旋，并且根据需要提供支撑，小心保护膝关节。
- 坐在治疗台的底部。
- 将一只手置于足内前方（第一跖骨前部），皮肤紧密接触，将这里作为抓手。
- 将另一只手置于踝关节内侧，皮肤紧密接触，将跟骨作为抓手。
- 按压客户的组织深层屏障处，等待并沿着三个方向放松组织。
- 避免强力压迫组织或滑动、滑过皮肤。
- 实施该技术至少 5 分钟，以获得最佳效果。

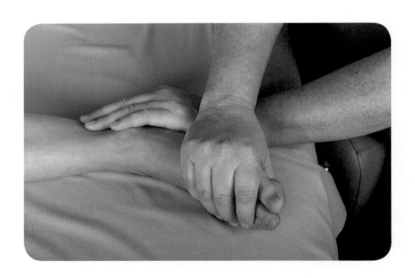

交叉手放松大腿后侧

在腿部执行任何 MFR 技术都有助于保持膝关节、髋关节和足部的平衡，同时还能保持骨盆和上方结构的平衡。

- 让客户采用俯卧姿势，腿部伸直。
- 站在治疗台一侧。
- 将一只手置于靠近客户膝关节后侧的大腿后侧，皮肤紧密接触，指尖朝向客户脚踝或握住大腿。
- 将另一只手置于客户腘绳肌肌腱所附的坐骨结节下方，指尖朝向客户头部。
- 按压客户的组织深层屏障处，等待并沿着三个方向放松组织。
- 避免强力压迫组织或滑动、滑过皮肤。
- 实施该技术至少 5 分钟，以获得最佳效果。
- 如果你将双手置于坐骨结节处，并将其作为抓手，可以让该技术的作用范围更加集中。

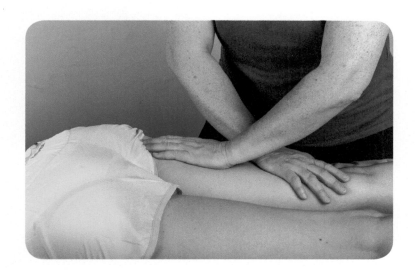

交叉手放松膝关节后侧

- 让客户采用俯卧姿势,腿部伸直。
- 站在治疗台一侧。
- 将一只手置于客户膝关节上方腿部后侧,皮肤紧密接触,指尖朝向客户头部。
- 将另一只手置于客户膝关节下方,指尖朝向客户脚踝。
- 按压客户的组织深层屏障处,等待并沿着三个方向放松组织。
- 避免强力压迫组织或滑动、滑过皮肤。
- 实施该技术至少 5 分钟,以获得最佳效果。

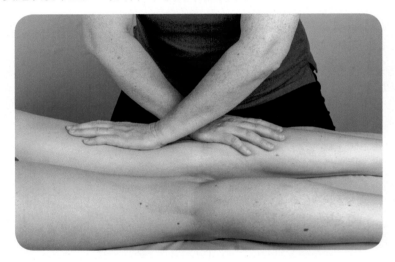

交叉手放松小腿后侧

- 让客户采用俯卧姿势,腿部伸直。脚踝置于治疗台末端外。
- 站在治疗台一侧。
- 将一只手置于客户小腿后侧,皮肤紧密接触,手指呈弧形,拇指与食指握住脚踝。
- 将另一只手置于客户膝关节正下方,指尖朝向客户头部。
- 按压客户的组织深层屏障处,等待并沿着三个方向放松组织。
- 避免强力压迫组织或滑动、滑过皮肤。
- 实施该技术至少 5 分钟,以获得最佳效果。

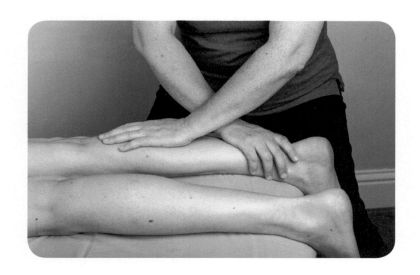

交叉手放松大腿外侧

- 你会发现，站在客户前面而非后面执行该技术可获得更好的人体力学结构。站在治疗台一侧也可为你提供更佳的人体力学结构。
- 让客户采用侧卧体位，接受治疗的腿伸直，并使用枕头或另一只腿做支撑。
- 站在治疗台一侧的客户前面（或后面）。
- 将一只手置于客户膝关节上方腿部外侧，皮肤紧密接触，指尖朝向脚踝。
- 将另一只手置于客户髋部外侧，指尖朝向客户髋部。
- 按压客户的组织深层屏障处，等待并沿着三个方向放松组织。
- 避免强力压迫组织或滑动、滑过皮肤。
- 实施该技术至少 5 分钟，以获得最佳效果。

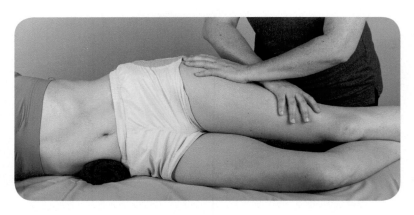

交叉手放松膝关节外侧和小腿外侧

采用与交叉手放松大腿外侧相同的姿势和技术来放松膝关节外侧和小腿外侧。

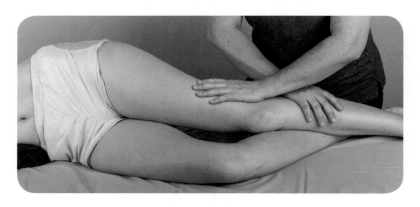

交叉手放松大腿内侧

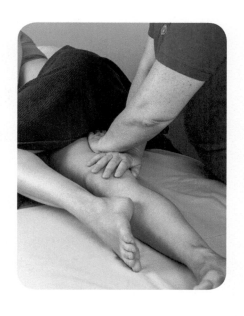

- 让客户采用侧卧体位，接受治疗的腿伸直，不接受治疗的腿稍微弯曲至于另一条腿前面，使用枕头支撑该腿。
- 站在治疗台一侧，客户后面。
- 将一只手置于客户膝关节上方腿部内侧，皮肤紧密接触，指尖朝向脚踝。
- 将另一只手置于客户骨盆下方，指尖朝向骨盆。
- 按压客户的组织深层屏障处，等待并沿着三个方向放松组织。
- 避免强力压迫组织或滑动、滑过皮肤。
- 实施该技术至少5分钟，以获得最佳效果。
- 由于该结构依附耻骨区域，治疗该区域非常有利于骨盆平衡。
- 确保客户不会向前滚动，上方腿部拥有足够支撑；否则，你的双手没有足够的操作空间。

交叉手放松膝关节内侧和小腿内侧

采用与交叉手放松大腿内侧相同的姿势与技术放松膝关节内侧和小腿内侧。

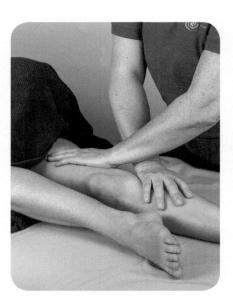

交叉手放松上臂

- 让客户采用仰卧姿势，手臂伸直，肩关节向外旋转，掌心向上。
- 站在治疗台一侧。
- 将一只手置于客户上臂处，皮肤紧密接触，手部触摸肩关节，指尖朝向客户头部。
- 将另一只手置于客户肘部正上方，指尖朝向客户手腕。
- 按压客户的组织深层屏障处，等待并沿着三个方向放松组织。
- 避免强力压迫组织或滑动、滑过皮肤。
- 实施该技术至少 5 分钟，以获得最佳效果。

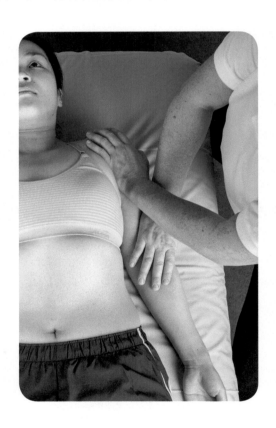

交叉手放松肘关节

- 让客户采用仰卧姿势，手臂伸直，肩关节向外旋转，掌心向上。
- 站在治疗台一侧。
- 将一只手置于客户上臂，皮肤紧密接触，指尖朝向客户头部。
- 将另一只手置于客户肘部正下方，指尖朝向客户手腕。
- 按压客户的组织深层屏障处，等待并沿着三个方向放松组织。
- 避免强力压迫组织或滑动、滑过皮肤。
- 实施该技术至少 5 分钟，以获得最佳效果。

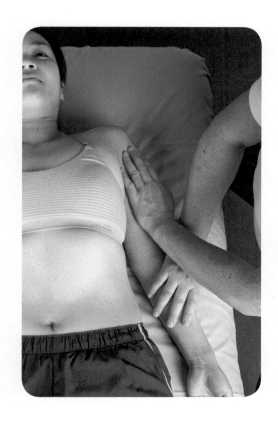

交叉手放松前臂和手腕

- 让客户采用仰卧姿势，手臂与手腕伸直，肩关节向外旋转，掌心向上。
- 站在治疗台一侧。
- 将一只手置于客户前臂，皮肤紧密接触，指尖朝向客户头部。
- 将另一只手置于客户手腕正下方，指尖朝向客户手指。
- 按压客户的组织深层屏障处，等待并沿着三个方向放松组织。
- 避免强力压迫组织或滑动、滑过皮肤。
- 实施该技术至少 5 分钟，以获得最佳效果。

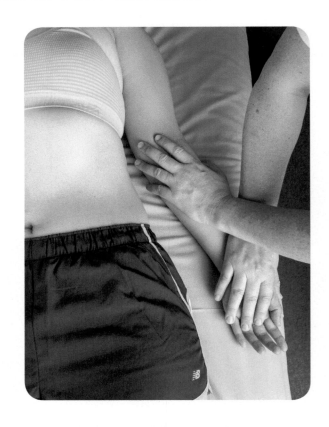

提示 你可以采用交叉手放松技术为仰卧姿势的客户治疗大部分手臂部位，将手臂在肩关节处向内或向外旋转，治疗前臂时掌心向上或掌心向下。然而，治疗上臂背面时可以让客户采用俯卧姿势，我们将在本章后面讨论。

手掌伸展放松技术

虽然执行该技术无须交叉双手，但由于其应用过程与交叉手放松技术相似而被纳入此处。

- 让客户采用仰卧姿势，接受治疗的手臂平放于治疗台上。
- 站在治疗台一侧。
- 将客户的一只手抬离治疗台，手心向上。
- 使用双手拇指侧轻轻而安全地握住手腕区域。
- 在客户手背弯曲手指，以支撑客户的手部与手腕，轻轻地向前推动手背，扩展手腕与手部。
- 按压客户的组织深层屏障处，等待并沿着三个方向放松组织。
- 避免强力压迫组织或滑动、滑过皮肤。
- 实施该技术至少 5 分钟，以获得最佳效果。

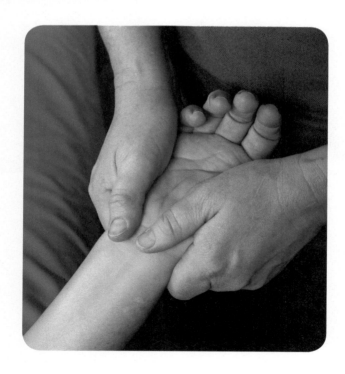

提示 该技术是治疗一般的手腕组织问题与腕管综合征的好方法。

交叉手放松胸部与腋窝侧面

- 让客户采用仰卧姿势，手臂与手腕舒适置于客户头部，必要时提供支撑。
- 站在或坐在治疗台一侧。
- 将一只手置于客户肘部正上方上臂，皮肤紧密接触，指尖朝向客户手腕。
- 将另一只手置于腋窝正下方肋骨侧面，指尖朝向客户足部。
- 按压客户的组织深层屏障处，等待并沿着三个方向放松组织。
- 避免强力压迫组织或滑动、滑过皮肤。
- 实施该技术至少 5 分钟，以获得最佳效果。

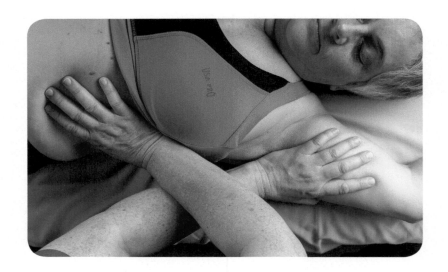

交叉手放松胸部上方（胸肌区域）

- 让客户采用仰卧姿势，不使用枕头，接受治疗的手臂与手腕伸直，手掌向上，在肩关节处向外旋转手臂。将客户头部与颈部扭转，远离正在接受治疗的一侧。
- 根据舒适度选择站在治疗台的顶部或侧面。
- 将一只手置于客户肩关节前侧，皮肤紧密接触，指尖朝向客户手腕，略微侧向客户手臂轮廓。
- 将另一只手略微侧向正在接受治疗的胸骨，手指置于胸骨上方，指尖朝向对侧的肩膀。
- 按压客户的组织深层屏障处，等待并沿着三个方向放松组织。
- 避免强力压迫组织或滑动、滑过皮肤。
- 实施该技术至少 5 分钟，以获得最佳效果。

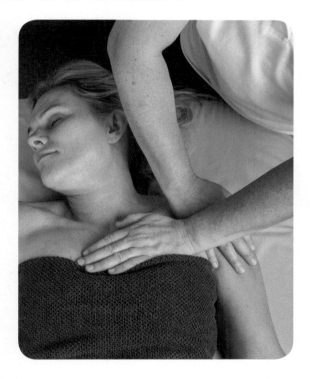

提示 这是伸展胸部的上佳的技术，有助于解决上背部与肩部受限处的问题。为了获得最佳效果，建议在胸部两侧实施该技术。

交叉手放松横膈膜区域

- 让客户采用仰卧姿势。
- 站在治疗台一侧。
- 将一只手置于客户胸部正下方腹部中央，皮肤紧密接触，指尖朝向客户足部。
- 将另一只手置于客户胸骨处，指尖朝向客户头部。
- 按压客户的组织深层屏障处，等待并沿着三个方向放松组织。
- 避免强力压迫组织或滑动、滑过皮肤。
- 实施该技术至少 5 分钟，以获得最佳效果。

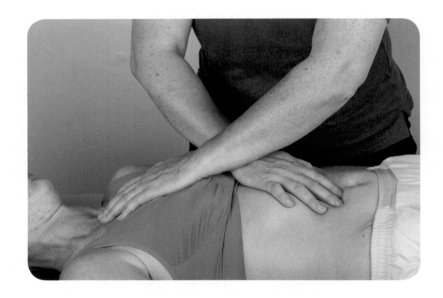

交叉手放松髋部前侧

- 让客户采用仰卧姿势，腿部伸直。
- 站在治疗台一侧。
- 将一只手置于客户髂前上棘（ASIS）正上方的下腹区域，皮肤紧密接触，指尖朝向另一侧肩膀。
- 将另一只手置于髂前上棘（ASIS）正下方的大腿上侧，指尖朝向客户足部。
- 按压客户的组织深层屏障处，等待并沿着三个方向放松组织。
- 避免强力压迫组织或滑动、滑过皮肤。
- 实施该技术至少 5 分钟，以获得最佳效果。

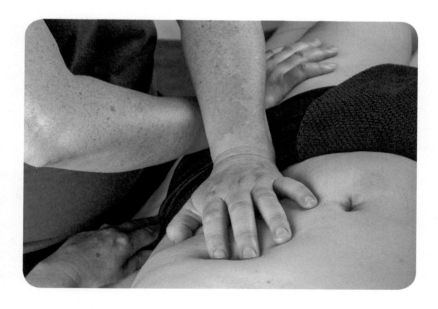

提示 记住，孕妇不可接受腹部 MFR 治疗。

提示 该技术经常会引起治疗性灼热感，这是紧绷组织得到放松并重构至正常静态长度后的正常反应。

治疗经验

我经常使用该技术为客户治疗腰部、骶骨和坐骨组织处的病痛。

躯干技术

交叉手放松大腿前侧和髂骨旋前

该技术与本章介绍的交叉手放松技术相同，然而此处描述的手部位置更加具体，以便你可以使用该技术来解决髂骨旋前的问题。

为了观察并感受该技术的作用，需要定位并且标记客户身上的四个骨骼标志：两个髂前上棘（ASIS）和两个髂后上棘（PSIS）。请参阅第4章了解有关如何寻找这些区域的信息。

在使用交叉手放松髂骨旋前之前执行下列骨盆评估非常有帮助。

骨盆触诊评估

- 让客户在治疗台上仰卧，膝关节弯曲，双足并拢，往臀部靠近。
- 现在让客户将髋部抬离治疗台，确认完全离开台面，接着髋部放回原位，伸直双腿。这让你能够直观评估骨盆中出现的任何不平衡问题，由于客户在这个过程中处于失重状态，因此你不会受到代偿模式的干扰。
- 让客户双腿伸直。
- 站在治疗台台脚处，让客户双足脚跟并拢，注意观察踝骨内侧（踝关节）水平对齐的情况。通常会出现一侧踝骨看起来比另一侧踝骨要低。
- 接下来，站至客户髋部一侧，并将双手平放于ASIS上面。
- 使用拇指作为标记，钩住两个ASIS，并观察其是否高低不一。

ASIS较低的一侧其踝骨通常也较低，这称为骨盆失衡和下肢不等长。这是一种非常简单的评估，如果对于ASIS较低的一侧实施下列技术，接着让客户再次抬起髋部重新测试，你便可以观察到显著效果。

交叉手放松平衡髂骨旋前

- 客户采用仰卧姿势，腿部伸直。
- 站在治疗台一侧，即ASIS较低的一侧。
- 将一只手置于客户ASIS，皮肤紧密接触，指尖朝向客户头部。
- 将另一只手置于ASIS正下方的大腿，指尖朝向客户足部。
- 按压客户的组织深层屏障处，等待并沿着三个方向放松组织。
- 避免强力压迫组织或滑动、滑过皮肤。
- 实施该技术至少5分钟，以获得最佳效果。
- 当组织得到放松时，你开始感觉到髂骨后旋或倾斜。
- 继续放松，鼓励移动髂骨，逐一放松各个屏障处，执行完该技术后，再重新检查骨骼标志。

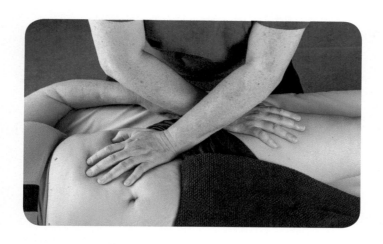

交叉手放松下腹和对侧大腿内侧

- 让客户采用仰卧姿势，不接受治疗的腿伸直，接受治疗的腿向外旋，以舒适的方式外展髋部，膝关节弯曲，使用枕头支撑腿部。
- 为客户进行相应遮盖。
- 站在治疗台一侧。
- 将一只手置于客户髂前上棘（ASIS）正上方的下腹区域，皮肤紧密接触，指尖朝向客户头部与同侧肩部。
- 将另一只手置于大腿内侧连接腹股沟的区域，指尖朝向客户膝关节。
- 按压客户的组织深层屏障处，等待并沿着三个方向放松组织。
- 避免强力压迫组织或滑动、滑过皮肤。
- 实施该技术至少 5 分钟，以获得最佳效果。

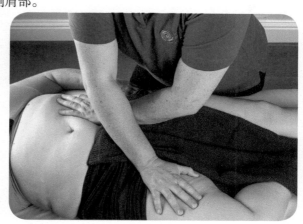

交叉手放松大腿内侧和腹股沟区域

- 让客户采用仰卧姿势，以舒适的方式外旋和外展髋关节，根据需要使用枕头支撑。
- 为客户进行相应遮盖。
- 站在治疗台一侧，脸面向客户头部。
- 将一只手置于客户大腿内侧和耻骨附近的腹股沟区域，皮肤紧密接触。
- 将另一只手置于另一条大腿内侧腹股沟区域的相应位置。
- 按压客户的组织深层屏障处，等待并沿着三个方向放松组织。
- 避免强力压迫组织或滑动、滑过皮肤。
- 实施该技术至少 5 分钟，以获得最佳效果。

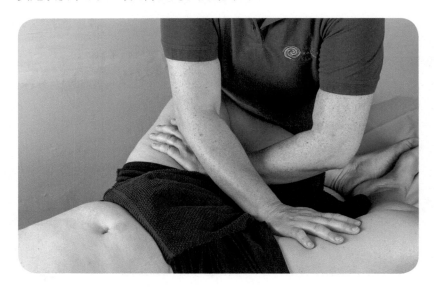

提示 使用该技术一次治疗一侧或两侧。如果只想在一侧执行该技术，则一只手的指尖朝向耻骨（征求同意），另一只手的指尖朝向客户膝关节。

交叉手放松腰骶连接处（L5/S1减压术）

- 让客户采用俯卧姿势，腿部伸直。
- 站在治疗台一侧。
- 将一只手置于客户骶骨上面，皮肤紧密接触，手呈弧形，穿过骶骨并轻触臀部裂缝。
- 将另一只手置于下腰椎，指尖朝向客户头部。
- 按压客户的组织深层屏障处，等待并沿着三个方向放松组织。
- 避免强力压迫组织或滑动、滑过皮肤。
- 实施该技术至少5分钟，以获得最佳效果。

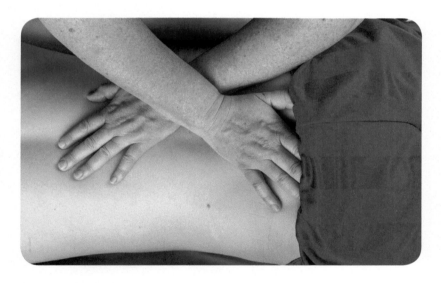

治疗经验

　　许多人长期承受椎间盘压迫、腰椎与骶骨疼痛，以及功能障碍疼痛。这是有效缓解这些区域紧张的技术。

交叉手放松上背部

- 让客户采用俯卧姿势。
- 站在治疗台的顶部。
- 将一只手手掌侧向于脊柱，皮肤紧密接触，手指划过肩胛骨内侧边缘以及肩胛骨上面。
- 将另一只手置于相对侧的同一地方。
- 按压客户的组织深层屏障处，等待并沿着三个方向放松组织。
- 避免强力压迫组织或滑动、滑过皮肤。
- 实施该技术至少 5 分钟，以获得最佳效果。

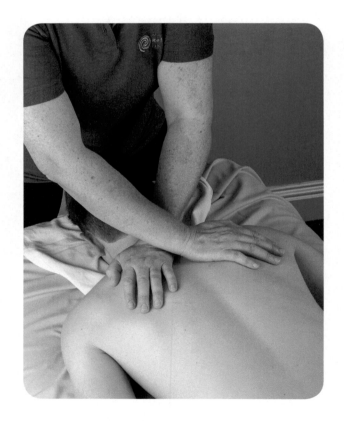

提示 该技术可使用一只手置于客户背部，另一只手置于客户同一侧或对角侧的腰部。

交叉手放松腰部和相对一侧的大腿后侧

- 让客户采用俯卧姿势。
- 站在治疗台一侧。
- 将一只手置于客户腰部，皮肤紧密接触。
- 将另一只手置于对侧的大腿后侧，皮肤紧密接触。
- 按压客户的组织深层屏障处，等待并沿着三个方向放松组织。
- 避免强力压迫组织或滑动、滑过皮肤。
- 实施该技术至少 5 分钟，以获得最佳效果。

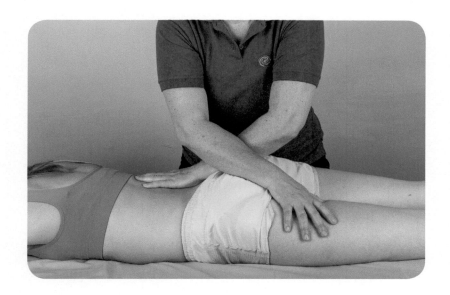

交叉手放松腰部侧面区域

- 让客户呈对角线躺在治疗台上，上面的腿伸直，稍微靠后至治疗台边缘。
- 在客户腰部下方放置一个小枕头或卷起的毛巾，以保持腰椎中立位。
- 如果可以，让客户将上臂置于头部（或尽量向前），以最大限度延长身体。
- 站在治疗台一侧，客户后面。
- 将一只手置于髂嵴上面，皮肤紧密接触，作为抓手，指尖朝向客户足部。
- 双手交叉覆盖肋骨与髋部之间的软组织，另一只手指尖朝向客户头部。
- 按压客户的组织深层屏障处，等待并沿着三个方向放松组织。
- 避免强力压迫组织或滑动、滑过皮肤。
- 实施该技术至少5分钟，以获得最佳效果。
- 完成该技术后，将客户的手臂和腿部抬回中线。

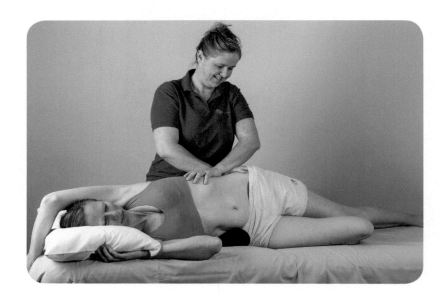

提示 虽然该技术是解决背部常见问题的好方法，但是在为有椎间盘或神经问题的客户摆放体位时需要稍加注意。如果客户开始感到神经疼痛，停止使用该技术，让客户采用俯卧姿势再执行该技术。

交叉手放松髋部外侧

- 让客户呈对角线躺在治疗台上，上面的腿伸直，稍微靠后至治疗台边缘。
- 在客户腰部下方放置一个小枕头或卷起的毛巾，以保持腰椎中立位。
- 如果可以，让客户将上臂置于头部（或尽量向前），以最大限度延长外侧组织。
- 站在治疗台一侧，客户后面。
- 将一只手置于上面大腿侧面，皮肤紧密接触，指尖朝向客户足部。
- 将一只手交叉于另一只手，稍低于髂嵴，指尖朝向客户头部。
- 按压客户的组织深层屏障处，等待并沿着三个方向放松组织。
- 避免强力压迫组织或滑动、滑过皮肤。
- 实施该技术至少 5 分钟，以获得最佳效果。
- 完成该技术后，将客户的手臂和腿部抬回中线。

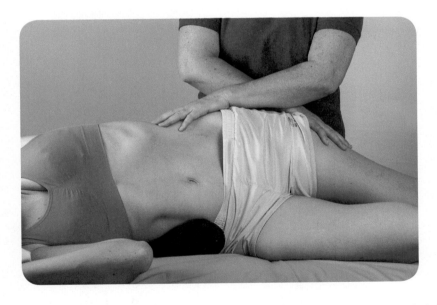

提示 该技术与腰部侧面放松技术相同，是解决背部常见问题的好方法；然而，在为有椎
间盘或神经问题的客户摆放体位时需要稍加注意。如果客户开始感到神经疼痛，停
止使用该技术，让客户采用俯卧姿势再执行该技术。
该技术能够真正解决客户的腰部问题、骨盆失衡和腿部长度不一等问题，这是我最
喜欢的技术之一。

交叉手放松侧卧位颈部侧面与肩膀外侧

- 让客户侧卧于治疗台上，无须枕头，上臂置于身体侧面。
- 以舒适为准，站在或坐在治疗台的顶部或顶角。
- 将一只手置于肩膀前外侧，皮肤紧密接触，以肩关节作为抓手，指尖朝向客户髋部。
- 将另一只手置于颈部和脸部侧面，皮肤紧密接触。如下面第一张图片，如果双手交叉，指尖朝向客户头部；如第二张图片，双手不交叉，指尖朝向客户足部。
- 按压客户的组织深层屏障处，等待并沿着三个方向放松组织。
- 避免强力压迫组织或滑动、滑过皮肤。
- 实施该技术至少 5 分钟，以获得最佳效果。

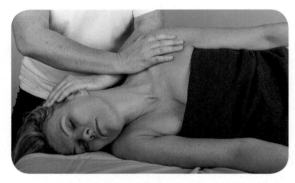

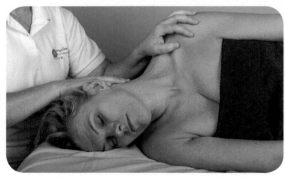

提示 在为有椎间盘或神经问题的客户摆放体位时需要稍加注意，如果客户开始感到神经疼痛，停止使用该技术，让客户采用俯卧姿势再执行该技术。对于该技术，你无须交叉双手；然而，其应用方法与其他交叉手放松技术相同。

交叉手放松胸廓侧面和肩膀外侧

- 让客户呈对角线躺在治疗台上，上面的腿伸直，稍微靠后至治疗台边缘。
- 在客户腰部下方放置一个小枕头或卷起的毛巾，以保持腰椎中立位。
- 如果可以，让客户将上臂置于头部（或尽量向前），以最大限度延长外侧组织。
- 站在治疗台一侧，客户后面。
- 将一只手置于胸廓侧面，皮肤紧密接触，指尖朝向客户足部。
- 将另一只手置于肩膀侧面，指尖朝向客户头部。
- 按压客户的组织深层屏障处，等待并沿着三个方向放松组织。
- 避免强力压迫组织或滑动、滑过皮肤。
- 实施该技术至少 5 分钟，以获得最佳效果。
- 完成该技术后，将客户的手臂和腿部抬回中立位。

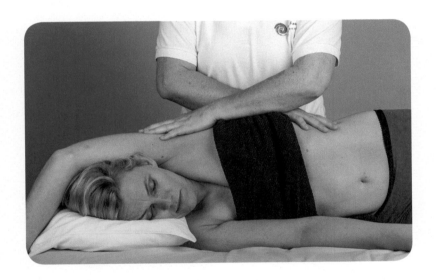

提示 在为有椎间盘或神经问题的客户摆放体位时需要稍加注意，如果客户开始感到神经疼痛，停止使用该技术，让客户采用俯卧姿势再执行该技术。

交叉手放松颈部侧面

- 让客户采用仰卧姿势，不使用枕头，手臂与手腕伸直，手臂在肩关节处向外旋，在你提供治疗的一侧掌心朝上。
- 将客户头部与颈部转至远离治疗一侧。
- 坐在或站在治疗台顶角、边缘或顶部。
- 将一只手置于客户胸部，皮肤紧密接触，手掌接触锁骨，指尖朝向客户同侧肘部。
- 将另一只手置于低于下巴位置（下颌骨），将其作为抓手，指尖朝向客户头部顶端。
- 按压客户的组织深层屏障处，等待并沿着三个方向放松组织。
- 避免强力压迫组织或滑动、滑过皮肤。
- 实施该技术至少 5 分钟，以获得最佳效果。

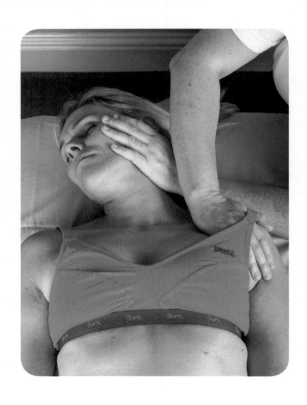

交叉手放松脸部与下颌侧面

虽然该技术的应用过程与交叉手放松技术相似，但是你无须交叉双手。

- 让客户采用仰卧姿势，无须枕头，头部轻微转向正在接受治疗的对侧。
- 坐在或站在治疗台的顶角、边缘或顶部。
- 将一只手置于稍高于客户眼睛旁的颧骨区域，皮肤紧密接触，指尖朝向远离你的方向。
- 为了手腕与肩膀舒适，双手垂直置于客户脸部。
- 将另一只手置于下颌骨，指尖朝向远离你的方向。
- 按压客户的组织深层屏障处，等待并沿着三个方向放松组织。
- 避免强力压迫组织或滑动、滑过皮肤。
- 实施该技术至少 5 分钟，以获得最佳效果。

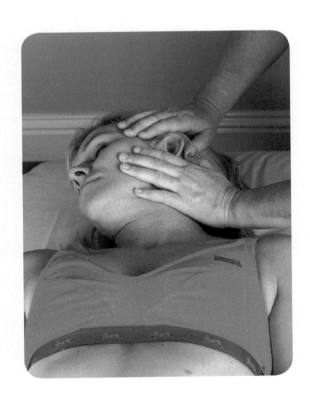

交叉手放松眼窝

虽然该技术的应用过程与交叉手放松技术相似，但是你无须交叉双手。要求客户在接受该技术治疗之前取下隐形眼镜。

- 让客户采用仰卧姿势，无须枕头，头部轻微转向正在接受治疗的对侧。
- 坐在或站在治疗台的顶角、边缘或顶部。
- 将一只手置于上眼眶，皮肤紧密接触，指尖朝向客户足部。
- 将另一只手置于颧骨，指尖朝向远离你的方向（双手应保持垂直）。
- 手指慢慢按压客户的组织，等待并沿着三个方向放松组织。
- 避免强力压迫组织或滑动、滑过皮肤。
- 实施该技术至少 5 分钟，以获得最佳效果。

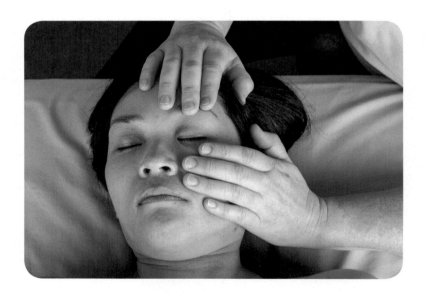

交叉手放松前颈椎

虽然该技术被视为交叉手放松技术，但由于该技术是施用于身体，特别是颈椎以治疗枕骨下区域与颈椎结构的，因此与其他放松技术略有不同。

支撑头部与颈部的那只手等待头部变柔软，颈部变长，放松后松开，移至下一个阻力。同时，上面的手按入胸部和胸骨区域，等待出现向内和向下方向（朝向足部）理顺的感觉。正如其他交叉手放松技术一样，采用相同方式放松一个又一个的组织屏障。

- 让客户采用仰卧姿势，无须枕头。
- 坐在治疗台的顶部。
- 用一只手支撑客户头部，以手腕舒适为准，指尖朝向足部或者其中一个肩膀。
- 将另一只手置于客户胸部，皮肤紧密接触，手掌接触胸骨，指尖朝向客户足部。
- 让客户头部在你提供支撑的手部变得柔软，然后上面的手按入组织阻力的深层屏障处，等待直至组织放松。
- 当客户颈部柔软并得到放松时，轻轻地将客户的头部与颈部拖向你，同时使用上面的手轻轻向足部方向施力。
- 处理一个又一个的屏障，直到产生显著的放松。
- 始终在组织屏障处等待，避免强力压迫组织或滑动、滑过皮肤。
- 实施该技术至少 5 分钟，以获得最佳效果。

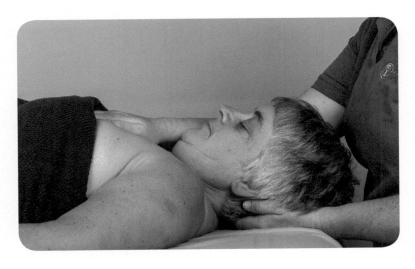

结束语

许多学习 MFR 的人都知道先拉伸组织，再等待放松或使用约 5 千克的较轻压力等待组织舒展。虽然这种做法对于其他身体治疗师来说非常合适，但是在 MFR 技术中，我们寻找、跟随并促使组织受限处的放松，而非强力压迫或仅在弹性蛋白屏障处等待。

本章介绍了具体的交叉手放松技术。然而，当你了解交叉手放松的概念后，便可以将其应用于身体的任何地方。

记住，MFR 并不是一种对症疗法；换句话说，并非针对症状的治疗。症状可能出现在身体的某个区域，但是可能是三维筋膜基质中其他地方受限处所导致的后果。因此，并没有特定技术针对治疗特定疼痛和损伤。整个筋膜基质都必须接受治疗以消除疼痛感受结构的张力。

确保在开始执行每种技术之前，检查你的人体力学结构。当你站立时，保持背部挺直，抬头，稍向后旋；倾斜骨盆以保护腰部。保持手臂靠近身体，让肘部与手腕变得柔软与放松。如果你觉得身体开始疲惫，完全可以移动或重置双手，但是必须从头开始执行该技术。

熟能生巧。正如我们在前面所提及的，交叉手放松能够培养信心与直觉，并且增强动觉意识，是开启 MFR 治疗旅程的一种好方式。

简答题

1. 交叉手放松只用于治疗肌肉吗？
2. 在侧腰实施交叉手放松时，应该注意什么？
3. 你能够为孕妇提供腹部 MFR 技术吗？
4. 在放松脸部与下颌侧面时，我们需要交叉双手吗？
5. 在执行交叉手放松技术时，我们使用按摩油或乳液吗？

纵向轴放松

　　顾名思义，纵向轴放松就是贯穿整个身体长度范围内的筋膜及其相关组织的放松。由于筋膜主要是从上到下的走向，因此，纵向轴放松或手臂与腿部牵引技术都是拉伸和重构身体的好方法。

　　与大部分交叉手放松技术相似，你可以站着牵引客户的手臂与腿部。不过，由于身体需要稍微向后倾斜以利用体重来牵引得到局部的放松，因此你务必注意掌握身体的重心。这种平衡力必须相当精确，因为过度牵引会导致客户紧张，使得技术难以执行。务必记住，不要过度牵引。

　　为客户摆姿势，并以各种角度牵引手臂和腿部以取得最好的效果。通常，牵引手臂或腿部的目的是放松整个肢体组织，其包括相关联的关节，牵引路径中的所有其他结构，以及身体另一侧和另一端。这些技术还包括旋转肩部和髋关节以促进放松。

　　为了教学的目的，我在描述一些技术时，常以牵引技术开始，接着是外旋技术，然后是外展技术。随着你拥有更多的经验，你会发现你的应用技术更加流畅，而不是单独的技术（线性的）。最终，只要你在三个方向治疗，或者在运动平面治疗，可以按任何顺序执行这些技术。

　　利用本章的所有技术，在治疗前确定意图，让自己与客户投入其中（专注或放松，然后保持默契），告诉客户你将要做什么并与客户进行治疗对话，以便客户了解将要经历的所有反应及影响。此外，在完成执行技术后，检查血管舒张反应或发红区域。在这些区域以及客户接受纵向轴放松时有感觉和受影响的区域实施 MFR 技术。

正如交叉手放松技术一样，本章详细介绍了纵向轴放松技术；在后续技术方面描述了手部摆放位置和这些技术特定的其他方面。建议你在执行技术之前阅读整个章节，这有助于你更流畅地应用技术，以及提高感观意识。

仰卧牵引手臂

- 让客户采用仰卧姿势，无须枕头。
- 这种姿势有助于你完成手臂环行运动，不涉及筋膜技术，这让你能够熟悉手部姿势。
- 站在治疗台一侧。
- 采用舒适方式，双手轻轻握住客户前臂；不要抓住客户手腕。将手臂轻轻抬离治疗台，使你的背部与肩部保持舒适。
- 身体稍微向后倾斜并轻轻牵引手臂，直至感觉到终末感微妙的阻力；不要强制越过客户痛点或滑过皮肤。
- 持续牵引，同时围绕肩关节外旋手臂，直至感觉到组织阻力和终末感，同样不要强制越过客户痛点。
- 保持前两个维度施力，外展手臂至离开身体，直至再次感觉到组织阻力和终末感，不要强制越过客户痛点。

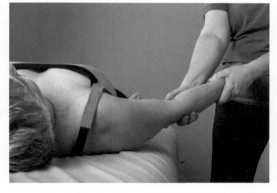

- 保持这三个屏障的施力，等待它们逐一放松，略过放松的组织，移至下一个组织屏障处，继续放松了一个再接着放松另一个。
- 随着手臂得到放松，进一步采用外展和外旋，并且过程逐渐加长。
- 与客户交谈任何有关治疗的效果与反应。

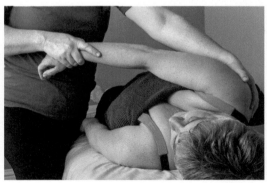

- 最终，客户手臂将置于其头部上方。持续牵引手臂，并且在头部上方等待进一步放松（现在应该指向天花板）。你要握着客户的手臂移至治疗台对面。

- 轻轻地向你的方向拖拉肩膀，牵引手臂以寻找身体组织阻力。另一只手置于肩膀侧面肩胛骨内侧，向后倾斜向你的方向滑行。
- 持续牵引，直至感觉到整个手臂和肩膀得到拉伸，接着轻轻放开肩胛骨，让客户肩膀落回治疗台，同时一只手持续牵引手臂。
- 继续向天花板方向牵引客户的手臂，接着走回治疗台相对一侧，将其手臂内收至侧面。
- 保持实施该技术 5 分钟或以上，不要强迫施力于组织。

治疗经验

　　虽然该技术对于治疗客户的肩周炎、肩袖损伤和肌腱炎（腱鞘炎）等肩膀问题非常有效，但是需要注意的是，客户这些身体部位的外展范围受限，可能无法完成该技术的完整环行动作。在这种情况下，在三个运动平面牵引手臂能够取得不错的效果。

仰卧牵引腿部

- 让客户采用仰卧姿势。

- 站在治疗台一侧，朝向治疗台较低一端。

- 面向客户头部，双手采用舒适的方式，轻轻握住客户的小腿。将客户的腿部轻轻抬离治疗台，使你的背部与肩部保持舒适；如果可以的话，使用一只手背屈脚踝。

- 身体稍微向后倾斜并轻轻牵引客户的腿部，直至感觉到终末感微妙的阻力。

- 持续牵引，同时在髋关节处外旋腿部，直至找到组织阻力和终末感。

- 保持前两个维度持续施力，同时外展腿部至离开身体，直到找到组织阻力和终末感。

- 保持这三个屏障的施力，等待它们逐一放松，略过放松的组织，移至下一个组织屏障处，继续放松了一个再接着放松另一个。

- 随着腿部得到放松，进一步采用外展和外旋动作，并且过程逐渐加长。

- 与客户交谈任何有关治疗的效果和反应，并检查客户的膝关节是否舒服。

- 最后，客户腿部无法再进一步外展。继续牵引，将客户的足部缓缓向天花板抬起，再进行外展，移至髋关节屈曲处，等待理顺和放松。在治疗台底部拖着客户的腿部来回移动；现在开始执行内旋动作。

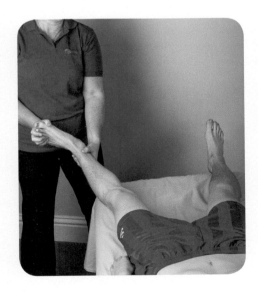
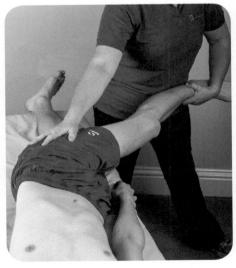

- 牵引腿部，并轻轻地向你的方向牵引髋部，将一只手置于髋部侧面，向你的方向滑行。另一只手持续牵引腿部（站在腿下方操作）。
- 持续牵引，直到感觉整个腿部与髋部得到拉伸，接着轻轻地放开髋部，使之落回治疗台，同时一只手持续牵引腿部。
- 继续牵引腿部，并轻轻地将其移回髋关节屈曲处，接着走回治疗台相对一侧，将腿部内收至侧面。
- 记住，不要强制越过任何方向的痛点或滑过皮肤。务必保持实施该技术至少 5 分钟或以上，以获得最佳效果。

提示 你可以在加入筋膜技术之前，先练习腿部动作和手部姿势。

仰卧牵引肘部

- 让客户采用仰卧姿势。
- 站在治疗台的顶部。
- 轻轻握住客户的手臂，将其抬高至头部肩关节屈曲处，使肘部弯曲。
- 手指环绕客户弯曲的肘部，拇指朝向肘部后侧。
- 轻轻地将肘部抬向天花板直至出现组织阻力，同时稍微向后倾斜，向你的方向牵引肘部和手臂直至出现组织阻力。
- 与客户交谈任何有关治疗的效果和反应。
- 持续牵引，直到感觉到整个手臂和肩膀得到拉伸。
- 记住，不要强制越过任何方向的痛点或滑过皮肤。务必保持实施该技术至少 5 分钟或以上，以获得最佳效果。

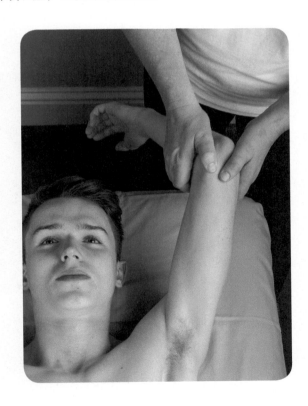

俯卧牵引手臂

- 让客户采用俯卧姿势。
- 站在治疗台一侧。
- 面向客户头部，双手采用舒适方式，轻轻握住客户的前臂；不要抓住客户手腕。将客户的手臂轻轻地抬离治疗台，使你的背部与肩部保持舒适。
- 身体稍微向后倾斜并轻轻牵引客户的手臂，直至感觉到终末感微妙的阻力。
- 持续牵引，同时在肩关节处向外旋转手臂，直至感到组织阻力和终末感。
- 保持前两个维度持续施力，同时外展手臂至离开身体，直至感到组织阻力和终末感。
- 保持这三个屏障的施力，略过放松的组织，移至下一个组织屏障处，继续放松了一个再接着放松另一个。
- 随着手臂得到放松，进一步采用外展和外旋动作，并且过程逐渐加长。当放松到肩部屈曲处，将客户的手臂移动到治疗台顶部。
- 与客户交谈任何有关治疗的效果和反应。
- 持续牵引，直至感到整个手臂得到拉伸；然后再慢慢地内收手臂回至客户侧面。
- 记住，不要强制越过任何方向的痛点或滑过皮肤。务必保持实施该技术至少 5 分钟或以上，以获得最佳效果。

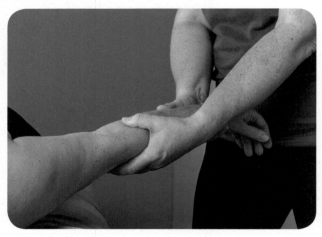

治疗经验

　　该技术是解决肩部与手臂问题的一种有效技术；然而，在手臂仰卧牵引中，有特定肩部问题的客户的手臂可能无法完成肩部屈曲动作。保持在客户手臂可移动的范围内，你会注意到，每次执行完该技术后，由于受限处得到放松，手臂能够实现更大范围的动作。

俯卧牵引腿部

- 让客户采用俯卧姿势，靠近治疗台一边（你正在操作的一边），并将足部和脚踝置于治疗台底部之外，头部转向侧面。
- 站在侧面，朝向治疗台较低一端。
- 面向客户头部，双手采用舒适方式，轻轻握住客户的小腿；并将小腿轻轻地抬离治疗台，使你的背部与肩部舒适。如果可以的话，使用一只手背屈脚踝。
- 稍微向后倾斜并轻轻地牵引客户的腿部，直至感觉到终末感微妙的阻力。
- 持续牵引，同时在髋关节处外旋腿部，直至感觉到组织阻力和终末感。
- 保持前两个维度持续施力，同时外展腿部至离开身体，直至感觉到组织阻力和终末感。
- 保持这三个屏障的施力，停在此处并等待放松，再移至下一个组织屏障处，继续放松了一个再接着放松另一个。
- 随着腿部得到放松，进一步采用外展和外旋动作，并且过程逐渐加长。
- 与客户交谈任何有关治疗的效果和反应，并检查膝关节是否舒服。
- 持续牵引，直至感觉到整个腿部和髋部得到拉伸。
- 继续牵引腿部，并通过内收将其轻轻地移回中线。
- 记住，不要强制越过任何方向的痛点或滑过皮肤。务必保持实施该技术至少 5 分钟或以上，以获得最佳效果。

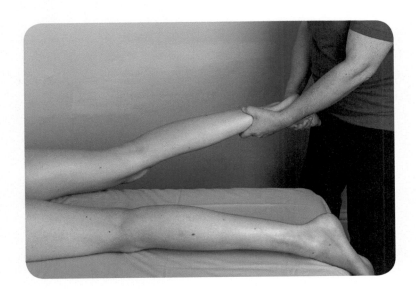

双臂俯卧与仰卧牵引

无论客户是采用俯卧还是仰卧姿势，所实施的技术基本相同，效果差别来自于通过身体的牵拉线方向不同。基本上，你可以通过客户适当的体位来定位组织具体位置。这也是一种有效的评估工具，用于感觉身体两侧之间筋膜拖拽的差异。

- 让客户采用俯卧或仰卧姿势。
- 站在治疗台的顶部。
- 帮助客户将手臂置于头部上方。
- 如果客户觉得舒服的话，轻轻握住客户手腕上方的前臂，或者肘部附近。
- 稍微向后倾斜并轻轻牵引手臂，直至感觉到终末感微妙的阻力。
- 与客户交谈任何有关治疗的效果和反应。
- 持续牵引，直至感觉到双臂和双肩得到拉伸；然后慢慢地将手臂放回客户两侧。
- 记住，不要强制越过任何方向的痛点或滑过皮肤。务必保持实施该技术至少 5 分钟或以上，以获得最佳效果。

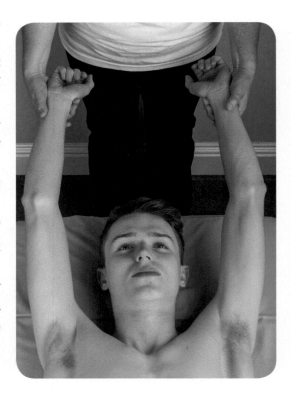

治疗经验

如果你同时牵引双臂，实施技术足够长的时间，客户的身体会持续得到完全的放松。客户会经常反映，在接受该技术后感觉整个背部和骨盆得到放松。保持在客户动作可移动范围内，并始终停止在筋膜屏障处等待。

双腿俯卧与仰卧牵引

采用牵引双臂相同的方式，牵引俯卧位和仰卧位的双腿。同时牵引两条腿，会让整个身体得到有效的放松，特别是骨盆和骶骨。

- 让客户采用仰卧或俯卧姿势。
- 站在治疗台底部。
- 轻轻握住客户的双腿或脚踝上方，轻轻地将其抬离治疗台，使你的背部与肩部保持舒适。
- 稍微向后倾斜并轻轻地牵引客户的腿部，直至感觉到终末感微妙的阻力。
- 与客户交谈任何有关治疗的效果和反应。
- 持续牵引，直至感觉到整个腿部和髋部两侧得到伸展。当你明显感觉到组织获得放松，将其缓慢放回治疗台。
- 记住，不要强制越过任何方向的痛点或滑过皮肤。务必保持实施该技术至少 5 分钟或以上，以获得最佳效果。

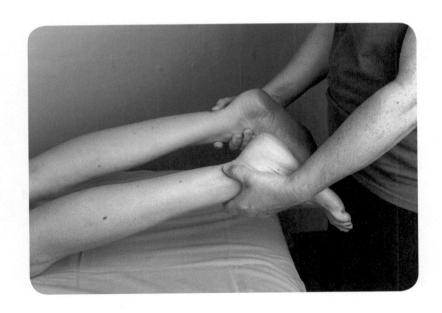

提示 与手臂牵引技术相同，该技术也是一种有效的评估工具，用于感受身体两侧之间筋膜拖拽的差异。

第 7 章　纵向轴放松　**143**

相对侧手臂与腿部俯卧和仰卧牵引

人体不断尝试代偿功能障碍与重力。常见的例子是右髋和左肩功能障碍。一般来说，当你找到某个紧绷的组织（即无法延长），就会发现对侧组织的情况（即延长，但紧张无法收缩）。必须放松紧绷组织和对侧组织才能促进平衡。此时，对侧牵引技术可以为你提供帮助。该技术可以通过客户摆放体位由一位治疗师完成，或者如下面照片所示由两名治疗师完成。

- 让客户采用俯卧或仰卧姿势。
- 站在治疗台顶部或底部一角。如果与另一位治疗师共同执行该项技术，则第二位治疗师站在治疗台对角线的位置。
- 如果自己提供治疗，外展一侧肢体，直至感受到组织阻力和终末感，并使其舒适地置于治疗台和边缘。
- 治疗师站在对角，轻轻握住客户肢体，稍稍抬起肢体，牵引手臂或腿部，确保背部与肩部保持舒适。
- 稍微向后倾斜并轻轻牵引肢体，直至感觉到终末感微妙的阻力。肢体会根据其体位自然内旋或外旋。
- 与客户交谈任何有关治疗的效果和反应。
- 持续牵引，直至感觉到整个肢体得到拉伸，以及相对侧的肢体出现牵引感。

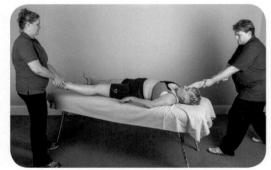

- 当你明显感觉到组织得到拉伸和放松，慢慢地将肢体放回治疗台，更换另一侧肢体。移动至相对角的肢体，并重复该过程。
- 记住，不要强制越过任何方向的痛点或滑过皮肤。务必保持实施该技术至少 5 分钟或以上，以获得最佳效果。

提示 与双臂和双腿牵引一样，不管客户采用俯卧还是仰卧姿势，均是采用相同方式往相反方向牵引。客户有效的体位能够促进放松，并且让另一位治疗师牵引与你牵引的手臂相对侧的腿部，反之亦然。

手臂与腿部侧卧牵引

与相对侧手臂与腿部牵引技术一样，手臂与腿部侧卧牵引通过客户有效摆放体位由一位治疗师完成，或者如下面照片所示由两位治疗师一位牵引手臂和另一位牵引腿部完成。

- 站在治疗台的顶部或底部，靠近接受治疗的肢体。如果与另一位治疗师合作，则另一位治疗师应该站在治疗台相对端。
- 客户呈对角线侧卧在治疗台上，上面的腿伸直，稍微靠后至治疗台边缘。
- 在客户腰部下方放置一个小型枕头或卷起的毛巾，以保持腰椎中立位。
- 如果客户能够将上面的手臂置于头顶（或者尽可能地置于前方），就可以最大限度地延长身体一侧的组织。
- 将客户的手臂或腿部向上抬离治疗台（体位为肩部弯曲，髋部稍微扩展），并牵引终末感和阻力屏障。
- 等待身体和侧面肢体出现柔顺和拉伸的感觉。当这种情况发生时，略过放松的组织，移至下一个组织屏障处，继续放松了一个再接着放松另一个。
- 与客户交谈任何有关治疗的效果和反应。
- 轻轻更换肢体，移动至治疗台的另一端，并且轻轻牵引同侧肢体的组织屏障处，等待任何放松和拉伸。
- 记住，不要强制越过任何方向的痛点或滑过皮肤。务必保持实施该技术至少5分钟或以上，以获得最佳效果。
- 完成此项技术后，将客户的手臂与腿部放回中立位。

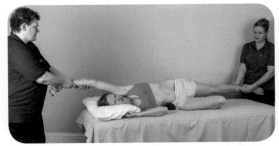

治疗经验

虽然该技术对于常见的背部与髋部或骨盆问题具有不错的疗效，但是在为有椎间盘或神经疼痛问题的客户摆放体位时应该格外小心。如果客户开始感觉到神经疼痛，应该立即停用该技术，改用俯卧技术。

提示 手臂和腿部牵引技术可以在任何地方实施，如果包含肢体完整环行动作，则需要5~10分钟（有时更长）来完成。确保检查自己的人体力学结构，避免执行技术时感到疲惫。有些客户的腿太重，其腿部无法在俯卧或仰卧位得到充分牵引。如果需要，你可以在执行该技术时将自己的腿置于治疗台上。

结束语

纵向轴放松技术本身就是一种非常优秀的技术，也是一种非常优秀的评估工具。该技术可以与第 6 章中描述的交叉手放松技术结合使用。仰卧位牵引右臂，接着再俯卧位牵引右臂，这是一个非常有趣的实验，能够向你展现牵拉和拖拽线如何以不同方式影响不同的结构。

牵引手臂与腿部能够为你寻找受限处提供有价值的信息，提高治疗师和客户两者的动觉意识。牵引手臂与腿部还能够帮助你感受整个牵引路径的结构，并关注终末感或组织滑动终止处。组织受阻的地方就是隐藏着功能障碍的受限处。继续在受阻区域实施 MFR 技术，以释放受限处，接着再实施一个纵向轴放松技术完成整个放松过程。

简答题

1. 可以采用什么体位接受手臂与腿部牵引？
2. 在执行侧卧纵向轴放松时，要在客户侧腰区域放置什么东西？
3. 在牵引手臂同时握住客户手腕时，应避免什么？
4. 手臂牵引技术中使用的三种动作平面或方向是什么？
5. 在为患有肩周炎的客户提供手臂牵引技术时，能够执行手臂完整环行动作吗？

第 8 章

按压放松

按压放松本身就是一种技术。当你使用交叉手放松或纵向轴放松技术仍无法缓解客户不适和理顺组织受限处时,可以实施该技术。

受限处会使组织粘连,拉扯相邻结构导致不对齐,并将张力施加于牵引路径中任何疼痛敏感区域。如果我们使用 MFR 技术治疗这些受限处,会放松组织的固定模式,组织开始得到理顺和拉伸。然而,有时组织会因慢性功能障碍、习惯性固定模式和情绪创伤而变得异常紧绷,还未做好软化和理顺的准备。此处最能体现出按压技术的价值。由于筋膜是三维组织,你可以等待组织在任何一个方向得到软化和理顺以促进放松(其中包括按压)。当你实施按压放松后,组织的三个方向会得到软化和放松,接着再使用交叉手放松或纵向轴放松技术延长组织。

与所有 MFR 技术一样,按压技术是皮肤紧密接触施于组织屏障或有终末感处。你可以按压或牵引组织屏障处,但不要滑动或滑过皮肤。不要强迫组织,每种技术应该持续实施 5 分钟或以上。

提示 你是否曾经试图从抽屉柜中拉出某个抽屉,发现卡住不动了?如果你将抽屉推回,然后再将其拉出,抽屉会更容易滑出。这就是按压放松技术的概念:按压组织再延长组织,让其恢复最佳活动范围和功能。

与交叉手放松技术相反，按压放松技术是双手并排而非双手交叉按压身体释放组织深层屏障。它不是双手分开而是双手靠近按压组织屏障处，等待任何一个方向放松，继续放松了一个再接着放松另一个。

像交叉手放松技术一样，按压放松技术可应用在身体的任何部位。以下提供一些按压放松技术供你练习；当你了解并熟悉该技术后，便可以将其应用在身体任何部位的受限处。正如前面描述技术的章节一样，我们会为你详细介绍基础技术，以便为你在随后学习其他技术时提供参考。

治疗经验

与其他技术一样，设定意图，与客户沟通，为应用技术做好准备。此外，不要忘记询问客户的反馈意见，并在执行技术期间和完成技术之后检查发红和反应区域。

按压大腿前侧

- 让客户采用仰卧姿势。
- 站在治疗台一侧。
- 双手并排置于客户大腿前侧。
- 双手柔软置于客户大腿上面。
- 要求客户关注你双手所在的位置，并放松其身体，感受你的双手。
- 按压组织，寻找导致组织产生阻力的微妙的深层屏障。
- 等待双手按压后的组织变柔软（黄油融化的感觉）。接着，轻柔地借用身体重量按压组织，寻找下一个导致阻力的深层屏障。停在此处并等待放松，接着继续放松。
- 注意组织的变化。最终你会开始感觉到双手之间的组织变得柔软并且向内放松。
- 持续向内施压，同时松开双手之间的部位。双手靠拢寻找另外两个方向的组织阻力。持续施力并等待出现放松和柔软的感觉。
- 接着，你的双手会感受到另一个平面的运动。这就是第三个维度。采用与前两个维度相同的松解术进行放松。
- 花费时间，不要强迫组织或滑动、滑过皮肤。等待大约 5 分钟或以上，以允许组织重构和放松。
- 采用与交叉手放松技术相同的方式，沿着三个方向逐一放松各个屏障处，唯一不同的是使用按压而非延长技术。
- 按压放松后，再采用交叉手放松相同组织。

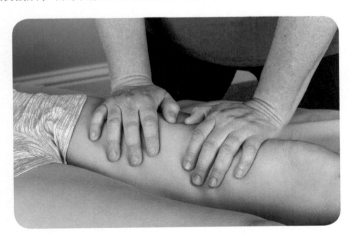

按压腰区侧面

- 让客户呈对角线方向侧卧在治疗台上，上面的腿伸直，使用长枕、枕头或另一腿提供支撑。
- 在客户腰部下方放置一个小枕头或卷起的毛巾，以保持腰椎中立位。
- 如果客户能够将上面的手臂置于头顶（或者尽可能地置于前方），就可以最大限度地延长身体侧面组织。
- 站在治疗台一侧，客户后面。
- 将一只手置于髂骨上面，皮肤紧密接触，用作抓手。
- 无须交叉双手，将另一只手置于客户胸廓稍低部位。
- 按压组织，寻找组织产生阻力的微妙的深层屏障。
- 等待双手按压后的组织变柔软（黄油融化的感觉）。轻柔地借用身体重量按压组织，寻找下一个导致阻力的深层屏障。停在此处并等待放松，接着继续放松。
- 注意组织的变化。最终你会开始感觉到双手之间的组织变得柔软并且向内放松。
- 持续向内施压，同时松开双手之间的部位。双手靠拢寻找另外两个维度的组织阻力。持续施力并等待出现放松和柔软的感觉。
- 接着，松开并移至组织第三个方向的组织屏障，同时保持放松另两个维度的组织屏障。
- 不要着急，不要强迫组织或滑动、滑过皮肤。等待大约 5 分钟或以上，给予组织足够时间进行重构和放松。
- 采用与交叉手放松技术相同的方式，沿着三个方向逐一放松各个屏障处，唯一不同的是使用按压而非延长技术。
- 按压放松后，再对该组织实施交叉手放松技术。将客户上面的腿移至治疗台边缘，稍微超过一侧。
- 完成此技术后，将客户的手臂和腿抬回中立位。

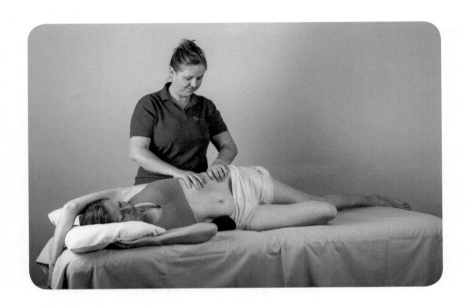

治疗经验

　　与交叉手放松技术一样，该技术能够有效解决常见的背部问题。但是，在为有椎间盘或神经问题的客户摆放体位时需要稍加注意。如果客户开始感到神经疼痛，停止使用该技术，让客户采用俯卧姿势再执行该技术。

按压大腿后侧

- 让客户采用俯卧姿势，腿部伸直。
- 站在治疗台一侧。
- 将一只手置于客户靠近膝关节后面的大腿后侧，皮肤紧密接触。
- 将另一只手置于第一只手旁边，客户腘绳肌所附着的坐骨结节正下方。
- 按压组织，寻找导致组织产生阻力的微妙的深层屏障。
- 以交叉手放松技术相同的方式执行此技术，沿着三个方向放松一个又一个的屏障，唯一不同的是使用按压而非延长技术。
- 不要着急，不要强迫组织或滑动、滑过皮肤。等待大约 5 分钟或以上，给予组织足够的时间进行重构和放松。
- 按压放松后，再采用交叉手放松相同组织。

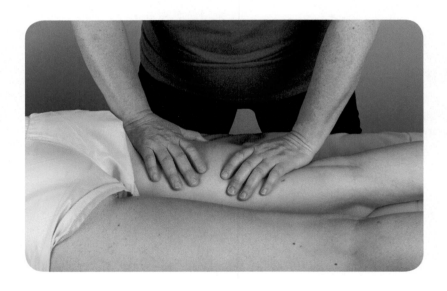

按压上背部

- 让客户采用俯卧姿势。
- 站在治疗台的顶部。
- 将一只手的手掌置于客户的肩胛骨内侧缘，皮肤紧密接触。将另一只手置于客户后背另一侧的相同位置。
- 按压组织，寻找导致组织产生阻力的微妙的深层屏障。
- 采用与交叉手放松技术相同的方式，沿着三个方向逐一放松各个屏障，唯一不同的是使用按压而非延长技术。
- 不要着急，不要强迫组织或滑动、滑过皮肤。等待大约 5 分钟或以上，给予组织足够时间进行重构和放松。
- 按压放松后，再采用交叉手放松相同组织。

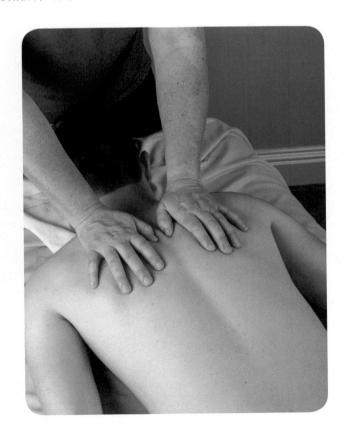

按压俯卧和仰卧手臂

- 让客户采用俯卧或仰卧姿势，无须使用枕头。
- 站在治疗台的一侧。
- 双手采用舒适方式轻轻握住客户前臂；不要抓住客户手腕用握手的方式（或位置）。将客户的手臂轻轻抬离治疗台，使你的背部与肩部保持舒适。
- 轻轻地从手腕按压至肘部，从肘部至肩膀，再从肩膀向上按压至颈部，直至找到微妙的组织阻力和终末感。
- 每当组织得到放松时，略过放松的组织，移至下一个组织屏障处，继续放松了一个再接着放松另一个。
- 当组织得到显著放松后，请完成第7章所述的手臂牵引技术，该技术涵盖纵向轴放松。
- 与所有这些技术一样，不要强迫组织或滑动、滑过皮肤。等待大约5分钟或以上，以获得最佳效果。

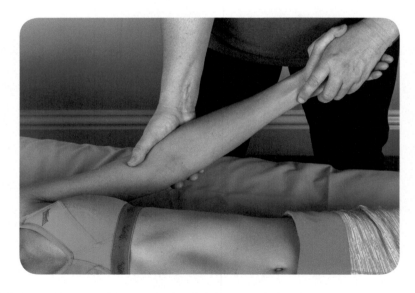

提示 关节按压技术是通过按压相关联的关节实现的，仅在客户自然摆好的体位上面稍微外旋关节。但是，你也可以使用按压、外旋和外展技术来增强效果。

无论客户采用倾斜或仰卧哪种姿势，采用的技术基本相同。主要的差别在于身体的按压路径；你可以通过客户摆好适当体位寻找具体组织。这些技术都是有效的评估工具，用于观察身体两侧筋膜张力的差异。

按压俯卧和仰卧腿部

- 让客户俯卧或仰卧于治疗台上，稍微靠近你提供治疗的一侧，在治疗台底部外为足部与脚踝提供治疗。

- 站在治疗台一侧，面向较低一端。

- 双手采用舒适方式轻轻握住客户的小腿；将腿部轻轻抬离治疗台，使你的背部与肩部保持舒适。如果可以，使用一只手背屈脚踝。

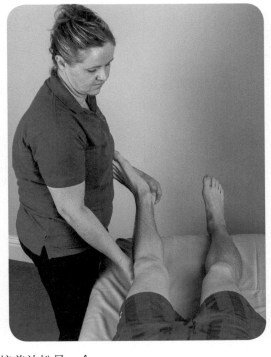

- 轻轻地从脚踝按压至膝关节，再从膝关节按压至髋关节，直至感觉到微妙的组织阻力和终末感。

- 每当组织得到放松时，略过放松的组织，移至下一个组织屏障处，继续放松了一个再接着放松另一个。

- 与所有这些技术一样，不要强迫组织或滑动、滑过皮肤。等待大约 5 分钟或以上，以获得最佳效果。

- 当组织得到显著放松后，请完成第 7 章所述的腿部牵引技术。

提示 按压技术非常有用。它不仅是评估过程中的一部分，同时还可以与其他技术相结合以增强整个治疗效果。

与纵向轴放松（手臂和腿部牵引）相同，确保组织得到进一步放松，达到客户感到舒适的程度；不要强制越过客户的痛点。这对于因受伤而活动范围受限的客户来说非常重要。在重复几个治疗过程后，会增加活动范围，并且减轻疼痛。

还有许多按压放松受限处的方法。有些可以与其他技术结合带来更好的效果，但是已超出了本书讨论的范围。最好是在工作室环境中习得这些技术。

结束语

按压技术能够放松组织深处潜藏的那些连牵引技术也无法放松的身体与情绪受限处。组织接受按压，会得到缓慢而微妙的放松，这使客户以更加自然的方式响应技术；有些客户无法忍受牵引和延长技术。

正如纵向轴放松（手臂与腿部牵引），按压关节可以单独外展手臂或腿部至任何程度。体位摆放应该允许肢体及其相关联的关节与结构，以及身体其他部位得到按压。

简答题

1. 在实施软组织按压放松时，是否需要交叉双手？
2. 你可以在身体任何地方实施软组织按压放松吗？
3. 你是否以三维方式实施按压放松技术？
4. 客户接受四肢按压放松的两个主要体位是什么？
5. 在完成关节按压放松之后，应该实施哪些技术？

第 9 章

横断面放松

　　人体有四个主要的横断面：骨盆底、横膈膜、胸廓入口和颅底。这四个区域的组织与筋膜较纵向轴更加细密，因为它们对结构的支撑、平衡和完整性起到关键作用。这些横断面的密集性质和采用的体位会因姿势、炎症和创伤而导致结构失衡，直接影响其结构的完整性。然而，当这些区域变得紧绷和受限时，则会直接影响该结构上下相关的微妙结构，其中包括内脏、主要血管、淋巴和神经等。

　　在这些区域实施筋膜松解技术，特别是横断面放松技术，可以长期缓解胃部、泌尿生殖道、呼吸与心血管结构等相关症状；术后粘连和瘢痕组织；由损伤、创伤、不良姿势和炎症造成的结构失衡。客户可以采用仰卧、俯卧、坐姿和站姿接受横断面放松技术。本章讨论了骨盆底、横膈膜和胸廓入口区域的横断面放松技术（颅底放松技术已超出本书讨论的范围）。

　　如同其他 MFR 技术一样，在实施横断面放松技术时，务必记住与客户沟通，并告知客户你将要执行的操作。查看发红和出现其他治疗性反应的区域，有助于为你治疗筋膜受限处提供指导。请在实施任何技术之前，完整阅读本章节，以确保你了解所有的手部姿势，以及治疗的流畅性。

横断面放松骨盆底

- 让客户采用仰卧姿势。
- 坐在治疗台一侧。
- 要求客户膝关节弯曲，髋部抬离治疗台。一只手置于客户骶骨下面，皮肤紧密接触，手掌支撑骶骨，指尖指向相对面。确保支撑骶骨的这只手的拇指朝向客户头部。
- 如果可以，将另一只手直接置于客户耻骨弓上区域，皮肤紧密接触。你可以让客户将自己的手置于耻骨弓上区域，再将你的手置于客户的手之上，确保拇指朝向客户头部。
- 置于客户骶骨下面的那一只手保持柔软和放松，让客户体重置于上面。
- 让客户关注于你双手之间的身体部位，使之变得柔软和放松。
- 等待组织出现柔顺感，上面的手轻轻地按压组织的深层屏障。放松一个屏障再放松另一个，不要滑动或滑过皮肤。
- 与客户交谈任何有关治疗的效果与反应。
- 当组织变得柔顺与软化时，注意手部下方组织的运动，等待任何方向理顺。
- 实施该技术 5 分钟或以上，不向任何方向压迫组织。

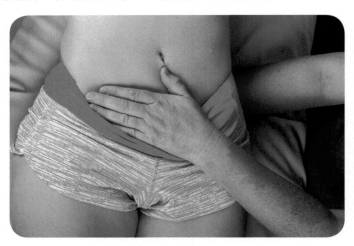

治疗经验

　　在治疗开始前，向客户描述实施该技术的手部位置，征求客户许可方可对骨盆底实施横断面技术。

横断面放松横膈膜

- 让客户采用仰卧姿势。
- 坐在治疗台一侧。
- 要求客户膝关节弯曲,髋部和腰部抬离治疗台。将一只手掌置于客户脊柱胸腰段(T12 与 L1 交界处),皮肤紧密接触,指尖朝向对侧。
- 将另一只手掌置于客户胸骨末端的剑突尖,皮肤紧密接触,使手部一部分位于胸廓,另一部分位于软组织。
- 置于客户身体下面的手保持柔软放松,让客户体重置于上面。
- 让客户关注于你双手之间的身体部位,使之变得柔软和放松。
- 等待组织出现柔顺感,上面的手轻轻地按压组织的深层屏障。放松一个屏障再放松另一个,不要滑动或滑过皮肤。
- 与客户交谈任何有关治疗的效果与反应。
- 当组织变得柔顺与软化时,注意手部下方组织的运动,等待任何方向理顺。
- 实施该技术 5 分钟或以上,不向任何方向压迫组织。

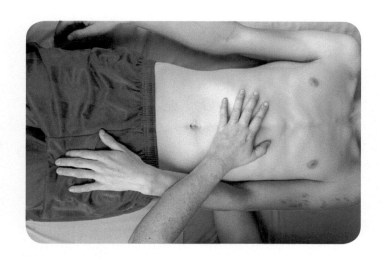

横断面放松胸廓入口（仰卧）

- 让客户采用仰卧姿势。
- 坐在治疗台一侧或角落。
- 要求客户将上身抬离治疗台，以便你可以将一只手的手掌平放于肩胛骨 T3 / T4 之间，皮肤紧密接触。确保置于客户身体下方的手保持柔软与放松，使客户体重置于上面。
- 将另一只手直接置于客户锁骨下方的上胸区域，皮肤紧密接触，确保手指与拇指远离客户喉咙。
- 让客户专注于你双手之间的身体部位，使之柔软和放松。
- 等待组织出现柔顺感，上面的手轻轻地按压组织的深层屏障。放松一个屏障再放松另一个，不要滑动或滑过皮肤。
- 与客户交谈任何有关治疗的效果与反应。
- 组织变得柔顺与软化时，注意手部下方组织的运动，等待任何方向理顺。
- 实施该技术 5 分钟或以上，不向任何方向压迫组织。

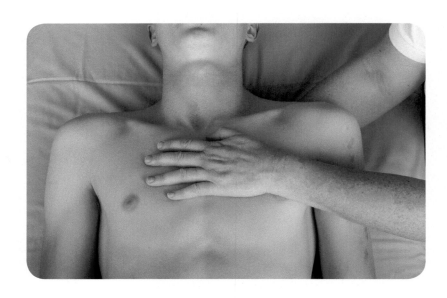

横断面放松胸廓入口（坐姿）

- 让客户背部支撑坐着，不要懒散。
- 站在或坐在椅子一侧。
- 将一只手直接置于锁骨下方，皮肤紧密接触，确保你的手指远离客户的喉咙和锁骨，手指指向远离你的方向。
- 将另一只手直接置于另一只手后面，客户肩胛骨上背区域，皮肤紧密接触。
- 让客户关注于你双手之间的身体部位，使之柔软和放松。
- 等待组织出现柔顺感，上面的手轻轻地按压组织的深层屏障。放松一个屏障再放松另一个，不要滑动或滑过皮肤。
- 双手持续向内施力，向下施力客户髋部，等待放松，不要滑动或滑过皮肤。
- 与客户交谈任何有关治疗的效果与反应。
- 当组织变得柔顺与软化时，注意手部下方组织的运动，等待任何方向理顺。
- 实施该技术 5 分钟或以上，不向任何方向压迫组织。

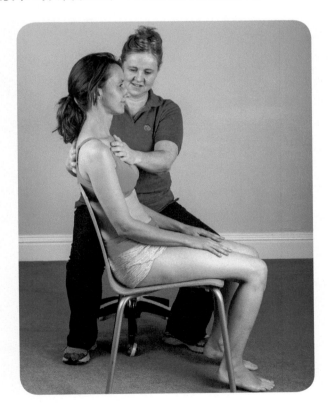

横断面放松关节

- 让客户采用俯卧或仰卧姿势。
- 坐在治疗台一侧。
- 将一只手置于客户关节下面，皮肤紧密接触，手背放在治疗台上面以支撑关节。
- 将另一只手直接置于这只手的正上方，皮肤紧密接触。
- 置于客户部位下面的手保持柔软与放松，让客户体重置于上面。
- 让客户关注于双手之间的身体部位，使之柔软和放松。
- 等待组织出现柔顺感，上面的手轻轻地按压组织的深层屏障。放松一个屏障再放松另一个，不要滑动或滑过皮肤。
- 与客户交谈任何有关治疗的效果与反应。
- 当组织变得柔顺与软化时，注意手部下方组织的运动，等待任何方向理顺。
- 实施该技术 5 分钟或以上，不向任何方向压迫组织。

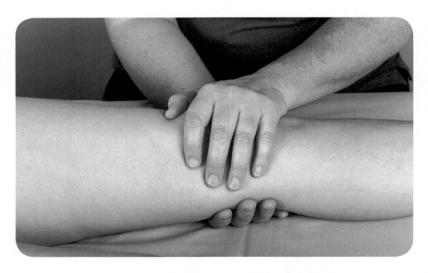

提示 你可以使用双手或手指对客户身体的任何一个关节实施该技术。当执行横断面放松时，请确保置于客户身体下面的手保持柔软和放松状态，使你能够关注于你在客户身体中感觉和跟踪的状态。

如果客户对于直接接触实施骨盆底横断面放松感到不适应，你可以选择隔着内衣或床单实施该技术。你可以隔着布料为组织提供适当放松；然而，皮肤直接接触能够提供更好的效果。

结束语

　　与之前所有 MFR 技术一样，采用不同体位（坐姿、俯卧或仰卧）实施横断面放松技术会带来不同的反应和效果。有些技术，特别是胸廓入口横断面放松，对于无法躺于治疗台和坐轮椅的客户来说是一种福音。在为采用坐姿的客户实施横断面技术时，实施按压之后（即允许双手按入），接着松开较低位置，移至客户骨盆。

简答题

1. 在实施横断面放松技术期间或之后，是否有必要查看发红区域（血管舒张反应）？
2. 人体中四大主要横断面是什么？
3. 在横断面放松骨盆底时，需要解决什么特殊问题？
4. 实施横断面放松技术是否可以采用任何体位，而非躺在治疗台上？
5. 为了获得最佳效果，最少要实施横断面放松多长时间？

第 10 章

筋膜松解

巴尔内斯 MFR 持续方法中最关键的部分是识别与响应身体自发的运动性和流动性，以及在 MFR 治疗期间和之后发生的情绪问题。这种身体运动与情绪的放松被称为筋膜松解。

尽管你可以使用本书所描述的部分技术放松筋膜，但是筋膜松解并非一种技术。技术是指对客户实施的某些事，但是筋膜松解并非这个意思，而是指接受 MFR 治疗所做出的自然反应。本章将讨论何为筋膜松解，它是如何发生的，会产生什么样的感觉，以及它如何增强本书其他技术的效果。

筋膜对损伤做出的反应

当身体受伤时，筋膜受到施加的张力会开始适应并扭曲。胶原蛋白与弹性蛋白纤维会粘连在一起，并与直接环境中的其他组织黏合。基质会开始变得更硬，细胞信息运动会受阻（Barnes，1990；Travell and Simons，1983）。如果不接受治疗，筋膜网络开始进入代偿模式，身体出现适应性代偿，通常会出现不良姿势和活动范围受限。

许多损伤都带有情绪因素。记忆会储存在筋膜网络瘢痕形成中，冻结受伤时的伤口与情绪反应，称之为冻结时刻。这会出现代偿性适应现象，如情绪反应、习惯、恐惧、恐慌，以及幼稚行为。身心联系有助于激发潜意识自我纠正机制。

当我们受伤时（任何方式的威胁或精神压力），身体都会做出战逃反应，这是每种动物都具备的一种反应。大脑中负责该反应的部位称为下丘脑，它会激活两个系统。交感神经系统向肌肉和腺体发出（神经）冲动，将肾上腺素与去甲肾上腺素释放至血液中，让身体做好生存准备。同时，下丘脑会在垂体中释放促肾上腺皮质激素释放因子（CRF），激活肾上腺皮质系统，最终在体内激活大约 30 种激素以应对这种威胁（Levine，1997）。

冻结反应是战逃反应其中的一部分，当动物受到威胁时，会装死来逃避威胁，减缓其呼吸与心率。冻结后，紧接着要做的通常是解冻，即摇晃动物使化学物质与激素进入其系统，并恢复体内平衡。在当今社会中，许多人大多数时间都处于战逃生活方式中。肾上腺素无选择地进入身体各部流经整个系统，或者通过身体上、生理上的释放以实现身体平衡（例如，在公共场合或私人场合中哭泣或创造场景）。许多人认为，出现情绪是错误的，特别是愤怒、恐惧和沮丧情绪。这个周期可能会导致压力相关的疾病和功能障碍。

在压力不断高涨与创伤时，身体会刻意避开情绪部分，专注于战逃反应，稍后再处理情绪问题。然而，由于我们大多数人不必为了生存而奋斗，我们有时甚至不知道我们身处战逃模式中。筋膜理论假设，情绪与身体伤害影响到组织中，多年后有时会导致习惯性功能障碍。在许多情况下，这种情绪冻结和反复消耗（或耗竭）会带来更多问题，加剧创伤部位的功能障碍，限制整个系统，并且导致许多潜在问题，如疾病、疲劳和抑郁。

松解过程

筋膜系统由于受到创伤而受限，会开始扭曲、扭转和旋转，对身体产生一种束缚效应。系统中的压力值可高达每平方英寸 2 000 磅（Katake，1961）。筋膜的扭曲和旋转有点像开瓶器，将身体脱离准线或中心线，对内部器官与骨骼结构造成巨大压力。通过接受 MFR 技术放松筋膜受限处，身体会自发地开始移动、松解和舒展。这种放松过程是一种身体自我纠正机制，也是一种无意识的筋膜受限处放松的方式，反过来释放导致受限处产生的冻结记忆（Barnes，1990）。身体内部知道如何自我纠正，以及如何通过按压和拉伸释放张力并软化筋膜以恢复其正常的静态长度。

由于身体在接受 MFR 治疗中得到舒展，身体伤害与情绪伤害都会得到释放。身体会采用创伤产生时的象征性和实际性空间位置完成该过程。假设该位置为受伤或出现战逃反应的相同位置（即储存记忆的位置）。从这个位置，MFR 从业人员目睹客户整个自发释放记忆的过程。从理论上来说，这是客户潜意识接受治疗和治愈的信息。

松解是一个正常的自然过程，是保护机制的一部分。当体内创伤被冻结时，我们的身体无法得到治愈，并且必须采用其他方法保护自己不再受伤。保护机制会导致组织紧绷，出现类似麻木的疼痛，影响其他结构。我们也会潜意识地阻止自己返回至创伤发生的位置，以回避情绪与创伤记忆。这样会导致身体出现生理症状，引起恐惧、紧张和周期性疼痛（Barnes，1990；Upledger，2002）。

随着时间的推移，症状与疼痛会加剧，使我们距离治愈所需的反应更加遥远。实际上，恐惧与疼痛会阻止我们调用多种保护机制，而其中许多保护机制极其重要，能够保证我们以某种"正常"方式生活。我们所拥有的最强悍保护机制是回避机制。当回避成为习惯时，自我纠正机制就会丧失防护性。当筋膜得到放松时，其放松状态会随着潜意识进入被冻结的身体、情感和精神受限处。现在，身体其沉睡已久的解冻反应会被激起，许多客户会感觉到身体颤抖；这是一个正常的过程，完成整个战逃反应周期。

我们已从研究中了解到（Schleip et al.，2012）某些运动会刺激筋膜恢复并保持最佳的静态长度与状态，筋膜需要以各种范围与振幅向各个方向移动，而非简单地从头到脚伸展运动。当身体筋膜受到按压，会开始以独特与个性化的方式做出回应。事实上，在健身计划中，施莱普提倡采用多种运动保持筋膜健康，其中许多运动都会自然地出现在松解过程中。

筋膜松解是一种正常而自然的过程，是客户与治疗师之间建立的治疗关系而产生的。MFR 治愈效果是通过治疗师设定一种帮助和支持的意图，通过触摸技艺创建一种连接与沟通而实现的。

你无法让筋膜松解发生；当治疗环境适宜，客户身体会自然而然发生筋膜松解现象。尽管你可以习得有关筋膜松解的理论和技术，但是没有人能够教你如何直接启动筋膜松解；你只能从中去体验，从中去学习，让筋膜松解的现象出现。当你真正了解了筋膜松解，便可以促进松解过程，从而提高技术应用与治疗效果。

随着时间、经验和治疗不断积累，以及相关技术的进修，你能够借用筋膜松解帮助客户了解和处理身体上的伤害，以及任何伤害中的情绪部分。虽然筋膜松解会出现许多独特的反应，但是下面将列出该过程中一些常见的现象：

- 肢体或身体部位出现抽搐、跳跃。
- 发抖或摇晃。
- 出汗。

- 面部表情改变。
- 呼吸改变。
- 全身或局部运动。
- 情绪放松（哭泣、笑、恐惧、愤怒、开心）。
- 显露事件记忆。
- 快速眼动。
- 身体摇动（回弹）。

当你觉得客户身体有动的迹象时，可以轻轻地抬离肢体或身体部位以提供所需的空间。当肢体开始动时，帮助它在空间位置中移动以获得更佳的伸展和放松效果。松解是身体自己执行的一种自发性筋膜伸展进程，这是由于身体移动到某些特定位置促进组织的放松与重构而产生的。

治疗经验

鼓励客户将自我松解作为家庭康复计划的一部分，以增强治疗效果，加快康复速度。许多客户在康复后，仍然会继续长时间借用筋膜松解保持身体的柔韧性和力量，并提高身体感觉和平衡度。

筋膜松解给客户的感觉是什么？

如果你曾经有过筋膜松解的感觉，你就会明白这是一个多么令人惊奇的体验。在经验丰富的治疗师的照顾和协助下，筋膜松解有助于你深入了解它对你所产生的影响，答案有可能是什么，以及到哪里去寻找答案。此外，宣泄式放松能够减缓身体紧张并释放应变模式，更有可能更长时间维持治疗效果。

然而，每一次松解体验都是独一无二的，客户会采用不同方式来描述该过程，因此会出现许多不同的效果和反应。以下是客户在松解过程中常见的反应：

- 感觉像是脱离重力在移动。
- 身体轻盈。
- 认为这是治疗师所引发的运动。
- 刺痛和抽搐。
- 随着组织得到放松，运动变得更加快速与平滑。
- 由于身体适应创伤姿势而产生治疗性不适。
- 哭泣、大笑或愤怒。

- 完全沉浸在自己的精神世界。
- 组织解冻，就像快速摇晃释放所产生的那种轻微的刺痛感或颤抖感。
- 朝不可能的方向移动或适应不可能的姿势。

每个客户都是独一无二的，因此他们对筋膜松解过程的反应也完全不一样。从来没有哪两个筋膜松解的过程体验是相同的，这体现出客户的个性化。只要客户认识到所产生的现象都是安全自然的，那么就让该过程按它所需的发生。

筋膜松解给治疗师的感觉是什么？

随着你的双手触感经验变得丰富，你可以直观感受整个松解过程，这有助于观察最微小的动作、抽动和呼吸模式的改变。

以下是治疗师在筋膜松解过程中的一些常见体验：

- 感觉好像没有在移动客户。
- 感觉好像客户身体轻盈，可轻易移动。
- 感受到来自客户以及自己身体的热量。
- 感觉组织局部松解，在双手下变得柔软和放松。
- 注意到客户呼吸变化和眼球快速转动（过程中）。
- 注意到客户皮肤发红、苍白或出汗。
- 注意到动作是柔软优雅，还是僵硬不协调。
- 从客户的身体姿势获取关于受限处和身体创伤的线索。
- 感觉自己身体得到放松和呼吸变化。
- 与客户完全融合，无视周围环境。

结束语

筋膜松解对于客户与治疗师来说是一个非常令人惊奇的体验过程。当受限的身体重获自由并且能够以最佳方式移动，会释放体内的束缚效应来解决张力与紧张的问题。这个过程会让身体恢复其功能并重拾平衡。过程中客户身体无任何意识，因此实施技术变得非常轻松。身体系统变得流动起伏，作为一个整体共同发挥作用，促使客户恢复正常、活跃和健康的生活方式。

当客户感到足够舒服，就会允许松解过程自然发生。在适当的时候，这个正常而自然的松解过程会通过身体自我纠正机制自发产生，促进愈合。

简答题

1. 眼球快速转动是筋膜松解中的一种反应吗?
2. 什么是冻结时刻?
3. 你能让人直接产生松解现象吗?
4. 什么是战逃反应?
5. 筋膜松解可恢复功能和实现平衡吗?

第 11 章

筋膜回弹

　　回弹意味着施力后回弹或反弹。例如，当你将一个球打到墙上后，这个球会向你的方向反弹回来。当回弹这个词用在人体中，则表示通过向一个方向摇摆或推挤施力，使身体向你的方向回弹。该方法常用于身体评估和治疗中，是约翰·巴尔内斯持续筋膜松解的一部分。

　　筋膜回弹可作为一种评估方法，其与筋膜松解一样可以增强人体运动性和流动性，同时也指对 MFR 技术产生的一种自发反应状况。筋膜回弹法可以施用于单独肢体和关节，乃至全身。通常，当客户的身体与情绪层面都得到放松时，在筋膜回弹和筋膜松解之间会出现较强的流动性。

　　成年人的身体成分通常由 60％ 至 75％ 的水构成。当筋膜系统失去其韧性并受到限制时，细胞外基质流动会受阻，这是因为调用细胞信息会影响身体系统、功能和形式。筋膜会开始旋转和扭曲，其内部会产生粘连，从而导致整个筋膜系统缺乏天然的流动性和滑动性。

　　除了受限处之外，身体还会出现情绪支撑与固定模式、防御策略和回避手段，其中绝大多数都是由于之前的不当损伤、手术和创伤所导致的。筋膜回弹包括消除身体和情感的限制，从而恢复其自由的流动性，增强身体功能，并增加活动范围，最终达到整体健康。

回弹过程

最近的研究表明，筋膜松解是通过筋膜机械敏感性受体刺激中枢神经系统局部本体感觉，以改善局部神经肌肉协调（Schleip et al.，2012）。机械敏感性受体是软组织中感应压力的信号系统，它会向大脑发送信息，接着大脑向组织发送（神经）冲动以促进收缩或放松。机械敏感性受体可以通过各种手法治疗刺激。然而，回弹反应的独特之处在于，通过轻轻摇晃对系统增加施力，接着等待身体各种方向和位置做出移动、按压、延长或松解的反应。这些反应会刺激其他机械敏感性受体去感受负荷、施力方向和施力速度。治疗师通过感觉组织阻力和应用筋膜松解与回弹技能理顺并延长筋膜网络。

有人将松解和回弹中的这种自发伸展运动意为"伸懒腰（打呵欠）"，即身体同时伸展与压缩（例如，身体在打呵欠时伸展）。如果这种自发伸展现象自然发生，则具有治疗效果。一些研究表明，在病态动物中并不存在伸懒腰（Fraser，1989）。人体中每一个细胞均会响应于施加的负荷；施加于细胞的负荷或压力决定了骨骼或肌肉、肌腱的构成。据认为，伸懒腰始于子宫，伸展应用负荷促进发育体中神经和软组织的生长（de Vries、Visser and Prechtl，1982）。

我们大多数人都会像婴儿一样通过摇晃让自己平静下来进入梦乡。回弹的摇晃动作能够促进放松，帮助我们调整身体，并且释放身心的情感束缚。想象你手中有一大杯茶或咖啡。杯子边缘代表受限处，你必须轻轻地晃动杯子，使液体在杯中流动起来。正如海洋随着时间的推移慢慢腐蚀了海岸，当你在摇晃杯子时，边缘会变平滑，杯子会变宽。现在，你拥有更加广阔的空间摇晃液体，在波浪中创造更多的能量。当流体性越强，系统会越加顺畅，液体运动幅度就会越大。

再来看一下将船推离码头的比喻。如果用力而快速地推动船只，那么船只会遇到水的阻力，无法前进。然而，如果你轻柔而缓慢地推动船只，那么船只会轻松地滑行。同样的道理也适用于回弹法。如果你用力快速晃动身体，客户无法放松身体或情感；相反，这些动作会让客户感到刺痛、不自然，甚至不舒服，身体会进行防御。每个客户因其受限情况不同而运动幅度不同。你必须了解每位客户的运动幅度，而非只是机械地来回移动客户的身体。

当你在 MFR 中使用回弹法时，应该观察并寻找微妙的终末感和组织阻力，然后再回弹。注意终末感和组织阻力是否出现粘连、固化、刺痛或坚硬的情况。接着再在限制范围内缓慢摇晃客户的身体，促进客户身体放松而非紧绷。持续摇晃，等待受限处理顺和终末感变柔；不要强制越过客户痛点。当受限处开始得到放松时，你会感觉到并看到活动范围变大。

随着身体活动范围的增加，身体更多地参与运动。运动规模越大，动力越大。最终，整个身体跟着动力开始摇晃。当你荡秋千时，你必须使用身体力量来晃动秋千。当你活动身体时，动力会持续晃动秋千。

我们都知道运动会产生热量，而热量就是能量，能量就是信息。由于现在身体中每个细胞均在移动，当之前受到限制的情绪获得放松时，并且所有的细胞都以相同的时间和频率开始晃动，会产生共振。这种共振经常引发身体或情绪层面的筋膜松解现象。你可以感觉到能量的聚积和随后的放松，并且根据你双手的反馈和客户的看法与感受促进回弹和松解过程。当身体继续回弹时，你慢慢地沿着治疗台移动保持从头到脚任何方向摇晃身体，这可以提高运动范围并增强流体的波动。

客户可以采用仰卧、俯卧或侧卧姿势接受回弹，将其作为评估过程或普通治疗的一部分。筋膜松解完成后，客户可以采用任何姿势接受回弹。

将回弹作为一种增强工具

本节将介绍如何在前面章节所描述的两种筋膜松解中加入回弹法，让你了解如何将回弹法作为整个治疗的一部分。虽然这里仅提到了两种技术，但是你也可以将回弹法与本书中任何一种 MFR 技术结合使用。

回弹增强技术

交叉手放松大腿前侧

交叉手放松是向内按压并等待放松，接着略过放松的组织，同时持续向内施力。保持实施该技术 5 分钟或以上，放松所有方向的屏障。

- 让客户采用仰卧姿势，治疗师双手交叉，轻轻地按压客户的大腿前侧。
- 当你双手向内软化，并且感觉到双手之间部位得到放松，略过双手之间放松的组织并等待。
- 现在，假设你等待却没有发生任何情况。此时，你决定是否需要摇晃或回弹组织以促进放松。
- 双手轻轻地重复回弹组织，不要强迫终末感，而是不用力轻轻地推动阻力屏障。
- 尝试大约 1 分钟或者直至感觉到终末感消失，回弹幅度变大。
- 慢慢地停止回弹，但是保持施力于组织屏障。
- 现在，完成交叉手放松技术。

仰卧纵向轴牵引腿部

记住，牵引腿部需要牵引、外旋和外展至出现终末感处。接着，等待组织变软化和柔顺，放松一个再接着放松另一个屏障。

- 让客户采用仰卧姿势，轻轻地将客户的腿部牵引至终末感和组织屏障。
- 添加两种运动方向：外旋和外展。
- 感觉并观察腿部出现三个屏障的姿势，沿着纵向轴感觉到受限处的位置。
- 保续施力于三个屏障，并且结合牵引手法轻轻地反复回弹组织。
- 操作大约一分钟或者直至感觉到回弹范围变大和终末感变软。
- 慢慢地停止回弹组织，略过放松的组织并再次移至终末感，在三个方向采用牵引、外展和外旋动作，完成纵向轴放松章节描述的腿部牵引技术。

筋膜回弹给客户的感觉是什么？

筋膜回弹的反应与对筋膜松解的反应相同。客户会体验到从快乐、悲伤到愤怒；记忆仅是表面。由于现在系统得到足够的释放并变得足够柔软，使感觉和想法表露出来，所以客户开始哭泣、大笑、咳嗽或喊叫。

这里列出一些客户在筋膜回弹期间或之后可能产生的反应：

- 轻松的感觉。
- 感到身体嗡嗡或轻轻颤动。
- 完全沉溺于自己的精神世界。
- 不带任何判断的放松会让情绪得到放松。
- 柔软感，紧张的情绪减弱。
- 运动范围与自由度增大。
- 舒适的感觉。

回弹法偶尔会导致客户身体和情感脆弱。有些客户会感到恶心、害怕，甚至愤怒。你的主要任务不是判断客户正在经历什么。由于进入一种习惯性固定模式，以及回避客户有意或无意埋在深处的屏障或问题，你有可能会去判断客户正在经历什么。MFR 治疗师的职责是征求客户同意采用回弹、松解、对话和技术持续推压屏障，使客户最终得到放松。与面对所有精神问题一样，你可以选择将客户交由擅长治疗该问题的治疗师。

治疗经验

有些客户在感觉到自己的身体开始颤动时，会问发生了什么情况。虽然客户了解正在发生的事情非常重要，但是不能进行分析性对话。当他们去思考发生的情况时，会破坏自己身体与治疗师建立的联系。你需要做的是，让他们享受该过程，并且向他们保证该放松反应是安全、正常而自然的。

筋膜回弹给治疗师的感觉是什么？

有许多方法可以凭直觉感受到回弹是如何增强 MFR 治疗效果的。你可以凭直觉感觉到客户的身体与情绪层面某些东西得到放松或表露出来，回弹能够柔和地促进该过程。你在治疗期间和之后都能感觉到客户组织得到放松和重构而产生的热量，或者目睹客户反复移动，同时感觉到松解和回弹感有助于治疗。

客户最终可能会四肢或全身产生颤动，这种现象是组织得到放松而产生的解冻反应的一部分。你可以采用相同速度与幅度的回弹法促进该过程，从而促进放松过程。

你还可以借用回弹观察和感觉流体停止的位置并寻找受限处。接着，你可以在该区域实施 MFR 技术，使用回弹重新评估。当你使用回弹寻找受限处时，需要与客户进行谈话，鼓励客户更加关注该区域，使之变得柔软。这样，客户能够通过自身意识增强该过程的效果。

结束语

回弹过程让人感觉非常自然，如果操作正确无须用力，就像正在摇晃一杯水一样。筋膜回弹与筋膜松解一样，是一种令人惊奇的体验；筋膜回弹非常安全自然，有许多客户说这是一个非常好的过程。

回弹和松解非常相似，在许多情况下两者同时出现。自己体验治疗并参加 MFR 工作室的学习，可以让你更加了解这两个过程所带来的好处。

治疗经验

无法强迫回弹。与关节测试不同，你无法一直感觉到客户身体的流动性。有些客户身体摇晃幅度小而快；有些则大而慢。主要是感觉和处理客户系统，采用一种非常微妙的方式轻轻地扩大摇晃幅度，使客户的整个身体轻松回弹和流动。

简答题

1. 什么是回弹?
2. 回弹是自发的现象吗?
3. 所有客户均会出现回弹现象吗?
4. 什么是共振?
5. 身体回弹时会发生什么情况?

第四部分

筋膜松解的方案与管理

本书最后一部分将会讲述技术组合、MFR 高级技术和 MFR 治疗方法。第 12 章结合之前讨论的技术，增加了有关筋膜体位放松技术的内容，有助于提高你的触诊技能。同时，我们还讨论了针对手术与损伤瘢痕组织的技术；这些技术非常有价值，有助于打破粘连，消除粘连对人体机能与运动的影响。第 13 章将提供有关个人和多治疗师协作的 MFR 治疗形式，还包括家庭筋膜护理方案的管理，也就是 MFR 治疗期间客户（或你）可以自己在家使用的技术。

组合技术和高级技术

本章将会介绍之前已经出现过的技术，但针对某个主题提供了额外的信息，作为该技术的变化形式，它有助于增强你的 MFR 技能。首先将介绍一种简单的评估工具，可用于找到轻松实施筋膜拖拽技术的体位，这样你就能准确按压组织的受限处，结合该技术促进组织变化。这称为筋膜体位放松技术。

设想一下，如果有一个较大的受限处，将整个组织都往其方向拉。牵拉技术可将该组织再次牵引或拖曳回来（例如，腿部或手臂牵引）。通过筋膜体位放松技术，你可以按压组织受限处，从三个方向促进筋膜基质放松，然后再将组织牵引或拖拽回来。这些技术的变化形式均已在交叉手放松和按压放松的章节中（分别为第 6 章和第 8 章）进行介绍。然而，这些技术在使用运动测试来建立组织牵引或拉动的方向时，它们更具针对性。

你已经学会一些简单易用且有效的基础技术。现在，你将学习如何针对某个主题来组合这些技术的变化形式，以及如何使用评估方法，然后利用特定技术来平衡身体结构（包括形体与功能）。

虽然我建议采用某些技术的组合，但仍然要依赖直觉和感觉意识，遵循客户需要，切勿强迫组织屏障，滑动或滑过皮肤。此外，执行任何技术务必持续 5 分钟或更长时间，以获得最佳效果。

所有的 MFR 技术都适用于瘢痕组织和粘连。不过，你可以在手术与损伤部位以及已知的功能障碍、疼痛和紧张部位实施特定的技术。务必在术后或损伤后 6 至 8 周对手术或切口部位直接实施 MFR 技术。然而，任何时间均可以对该部位（远端）上方或下方提供治疗。手术前也适合使用 MFR 技术。这不仅可以减少该部位已产生的瘢痕组织，而且还能帮助客户冷静下来。

不管瘢痕组织和粘连是由手术还是损伤导致的，都是产生功能障碍和疼痛的常见原因。从筋膜的角度来看，每个受限处都会形成瘢痕组织，尽管有些可能不太明显。

当皮肤和皮下组织受到损伤或创伤时，会产生瘢痕。瘢痕形成修复创面，并且在创面处形成一层任意排列的胶原纤维网络，以便形成结实的密封。由于瘢痕的目的是密封创面，可能会削弱组织内部的感觉。组织形成瘢痕的目的是促进组织愈合；因此，随着时间的推移，组织由于丧失滑动或滑行机制而黏附在一起。最终，任何类型的瘢痕和粘连均会对组织结构与功能产生显著影响，在许多情况下会产生更加严重的症状、病症和压力。

目前有许多治疗瘢痕组织的方法。交叉手放松技术是最有用的一种技术，可直接施用于切口上方、下方和整个切口位置。按压和横断面技术对于压痛点区域和密集受限处非常有帮助。直接施压技术可用于分离切口部位的受限处。

瘢痕组织不仅会对身体产生生理作用，许多人同时会受到原始损伤或手术所带来的情绪影响（即接受手术的原因或损伤的原因），由于疼痛持续，会产生紧张、压力、不适和心烦等各种问题。即便是最小的瘢痕、洞眼、注射部位或切口，也可能会对腹部器官、神经和血管等微妙组织结构造成破坏，从而产生许多我们在治疗室内常见的症状。

在治疗任何瘢痕或粘连时，务必尽可能放松情绪。这是一个正常而自然的过程，应该允许并鼓励客户表达情感。当情绪得到放松时，你便能够立即感到手下的组织软化和柔顺。这是筋膜理顺过程的一部分。

组织运动测试

在应用该技巧之前，你需要对组织进行运动测试。与所有 MFR 技术相同，请记住一定要目标明确，与客户多沟通，告诉客户你要做什么，并寻找与询问有关治疗的任何反应。应确保熟悉整个技术过程，以便在实施之前理解其实际应用。

- 客户仰卧于治疗台上，你在治疗台的同一侧执行整个技术，或者采用自己的体位，以便双手在治疗台一侧执行第一阶段的技术，而在另一侧执行第二阶段的技术，协同完成整个推离过程。
- 将双手置于客户身上，采用与交叉手放松技术相同的方法，双手保持柔软按入组织的深层屏障处。
- 按照技术要求的方向略过放松的组织（按压提捏组织，而不是在皮肤上滑动），测试组织的运动性。
- 将双手置于组织上面，回到起点；接着向相反的方向略过放松的组织，同样是提捏组织，而不是在皮肤上滑动。确定哪个方向可提供更大的运动范围。
- 始终以更大的运动范围开始实施技术，这能够将组织朝着损伤处按压，而非从损伤处牵引回来。

腿部滚动体位放松技术

- 让客户采用仰卧姿势。
- 站在治疗台一侧。
- 双手并排置于客户大腿前侧，采用与交叉手放松技术相同的方式，向内按入组织深层屏障处。记住不要滑过皮肤或压迫组织屏障。
- 持续施力，开始向内旋转或向内滚动客户腿部，确保动作源自髋关节。观察可向内滚动腿部多远距离。
- 双手置于客户腿部，让腿部恢复中立位。
- 现在，向外或向外侧面旋转腿部，再次观察可以移动的距离。
- 确定腿部是否易于向内或向外侧面滚动。
- 从你觉得能够实现更大移动范围的方向开始实施技术。
- 站立，使你能够向远离你的方向滚动腿部，将双手置于客户大腿前侧，并向内按入组织深层障碍处。
- 采用体位放松收紧松弛的地方并移至组织阻力处，等待向内放松，以及向外侧面或向中间放松，放松一个又一个的组织屏障。
- 与客户交流任何有关治疗的效果与反应。
- 当你实施第一阶段技术获得明显放松后，请站在治疗台另一侧，以便你可以向远离你的方向滚动客户腿部，并在最缺乏运动的方向使用相同步骤，放松组织屏障，直至取得明显的放松效果。
- 每侧持续 5 分钟或以上，使组织得到放松。

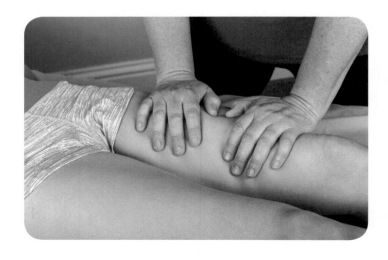

胸廓体位放松技术

- 让客户采用仰卧姿势。
- 站在治疗台一侧。
- 双手并排置于客户胸骨区域，指尖朝向前方，采用与交叉手放松技术相同的方式，双手向内按入组织深层屏障处。记住不要滑过皮肤或压迫组织屏障。
- 持续施力，开始旋转，不要移位，向远离你的方向旋转胸部，注意旋转距离。
- 双手置于客户胸骨区域，让胸廓恢复中立位。
- 松开双手，走到治疗台对面，双手置于客户胸骨区域，指尖朝向前方。
- 向前方滚动胸廓，并确定胸廓是否易于向右或向左滚动。
- 从你觉得能够实现更大移动范围的方向开始实施技术。
- 站立，双手置于客户胸廓，使你能够向远离你的方向滚动胸廓，并向内按入组织深层屏障。
- 采用体位放松略过放松的地方并移至组织阻力处，等待向内放松，以及向左或向右旋转放松，放松一个又一个的屏障。
- 与客户交流任何有关治疗的效果与反应。
- 当你实施第一阶段技术获得明显放松后，请移至治疗台的另一侧，接着向最小运动方向实施相同步骤，直到取得明显的放松效果。
- 每侧持续 5 分钟或以上，使组织得到放松。

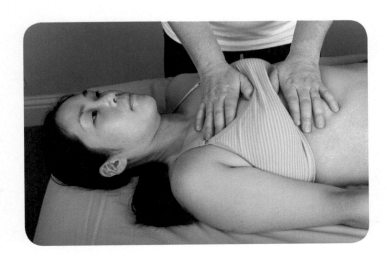

胸骨体位放松技术

- 让客户采用仰卧姿势。
- 站在治疗台的一侧。
- 面对客户，双手一只置于另一只上面，稍微重叠（取决于双手大小与客户胸骨大小）至胸骨中间，皮肤紧密接触。
- 让双手向内按入组织深层屏障处，并向客户头部方向温和施力，注意动作范围。
- 松开双手，移至治疗台的顶部。将双手置于客户胸骨上面，一只置于另一只上面，让双手再次向内按入组织深层屏障处。
- 持续内向施力的同时，轻柔地向客户足部方向施力进行运动测试；注意运动范围。
- 从你觉得能够实现更大移动范围的方向开始实施技术。
- 将双手置于客户胸骨上面，采用轻松姿势（指尖朝向足部或头部，取决于姿势轻松程度），并让双手向内按入组织深层屏障处。同时保持向内施力，双手轻轻地往前推动组织阻力，放松任何方向的组织屏障。记住，不要滑过皮肤或压迫组织屏障。
- 在进行任何动作后，在相反方向重复此过程。
- 与客户交流任何有关治疗的效果与反应。
- 每侧持续 5 分钟或以上，使组织得到放松。

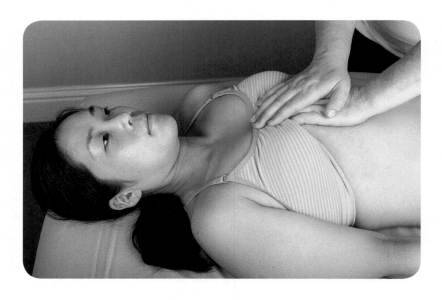

坐姿胸腰椎体位放松技术

- 让客户坐在治疗台底部，打起精神，必要时为足部提供支撑。
- 站在治疗台的一侧。
- 将一只手置于 T12，胸腰交界处，皮肤紧密接触；将另一只手置于胸骨末端的肋骨角，皮肤紧密接触。该技术与横膈膜横断面放松技术采用相同的手势。
- 双手按入客户组织深层屏障处。
- 开始慢慢向远离你的方向旋转胸廓，确保客户不必向你寻求帮助。注意动作范围。
- 让胸廓回到中立位，接着向你的方向旋转，注意动作范围。始终持续施力于组织深层屏障处。
- 确定腿部是否易于向内或向外侧面滚动。
- 从你觉得能够实现更大移动范围的方向开始实施技术。记住，不要滑过皮肤或压迫组织屏障。
- 站在治疗台一侧执行该技术，以便你可以轻松地向远离你的方向滚动胸廓。
- 将双手置于客户胸廓，再次按入客户组织深层屏障处。

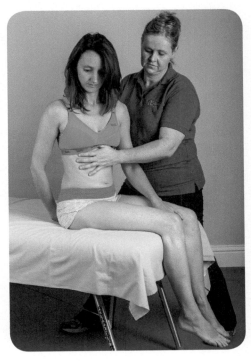

- 采用体位放松略过放松的地方并移至组织阻力处，持续施力于组织深层屏障处。等待向内放松，并开始向远离你的方向旋转胸廓，随着客户开始轻轻旋转，一个又一个屏障得到放松。
- 与客户交流任何有关治疗的效果与反应。
- 当你实施第一阶段获得明显放松后，请慢慢地让客户恢复至中立位状态，移动至治疗台对面，并在最缺乏运动的方向执行相同过程。当组织变得柔顺时，客户缓缓旋转，放松一个又一个的屏障，直至取得明显的放松效果。
- 每侧持续 5 分钟或以上，使组织得到放松。

交叉手放松大腿前侧和牵引腿部技术

- 让客户采用仰卧姿势，髋部一侧置于治疗台边缘处接受治疗，腿部悬挂在治疗台边缘。另一侧膝关节与髋关节弯曲以支撑腰部。
- 站在治疗台的一侧，让客户小腿钩住你的小腿。
- 双手采用交叉手姿势放松髋关节前侧，利用该技术放松一个又一个屏障。记住，不要滑过皮肤或压迫组织屏障。
- 与客户交流任何有关治疗的效果与反应。
- 当获得明显放松后，轻轻地将客户的腿抬离治疗台，接着使用第 7 章所述的腿部牵引技术实现纵向轴放松。你可能需要客户返回至治疗台中间接受腿部牵引治疗。
- 确保实施每种技术 5 分钟或以上，以获得最佳效果。

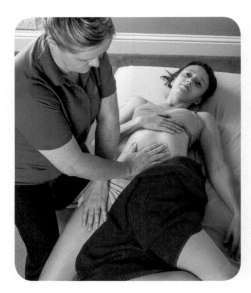 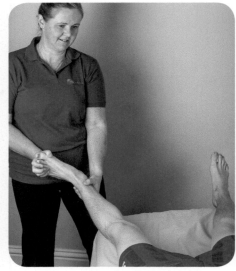

交叉手放松上胸部和牵引手臂技术

- 让客户采用仰卧姿势，接受治疗一侧的手臂向外旋转，手心朝上，稍微超过治疗台边缘。
- 站在治疗台的顶部（接着，移动至侧面执行手臂牵引技术）。
- 双手采用交叉手姿势放松上胸部，对组织屏障执行该放松技术。记住，不要滑过皮肤或压迫组织屏障。
- 与客户交流任何有关治疗的效果与反应。
- 当获得明显放松后，移至牵引手臂，放松一个又一个屏障。
- 确保实施每种技术 5 分钟或以上，以获得最佳效果。

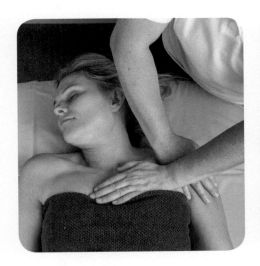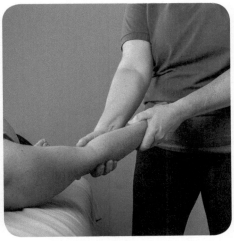

交叉手放松脚踝和牵引腿部技术

- 让客户采用仰卧姿势。
- 坐在治疗台的底部。
- 将一只手置于客户小腿前侧，另一只手置于踝关节后侧。
- 上方的手采用交叉手放松技术按入组织，同时后面的手对组织阻力进行轻柔牵引，注意支撑脚踝。这种技术基本上是采用交叉手放松脚踝。放松一个又一个屏障，并记住不要滑过皮肤或压迫组织屏障。
- 完成腿部牵引技术。
- 确保实施每种技术 5 分钟或以上，以获得最佳效果。

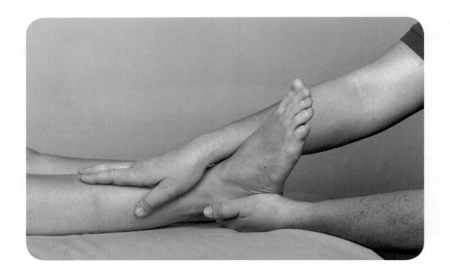

交叉手放松手腕和牵引手臂技术

- 让客户采用仰卧姿势，手心朝上或朝下。
- 坐在治疗台的一侧。
- 一只手轻轻握住客户的手腕和手。
- 将另一只手平放于客户肘部正下方的前臂，皮肤紧密接触，如采用交叉手放松技术一样按入组织阻力处。同时轻柔牵引手腕和手部，实际上就是交叉手放松手腕。放松一个又一个屏障，记住，不要滑过皮肤或压迫组织屏障。
- 最后执行第 7 章纵向轴放松的手臂牵引技术，进一步促进放松。
- 确保实施每种技术 5 分钟或以上，以获得最佳效果。

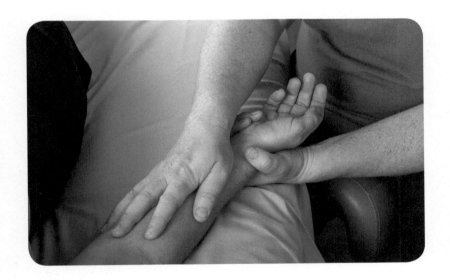

按压梨状肌与腿部俯卧牵引技术

　　该技术与之前所有的技术略有不同，它施用于特定肌肉，即梨状肌。该肌肉位于大转子与骶骨侧前方之间。它主要负责伸直腿部、外旋髋关节、弯曲髋关节和内旋髋关节。梨状肌还负责骶骨平衡，如同两侧拉绳一样将骶骨固定于适当位置。梨状肌功能障碍会导致盆腔、脊柱和骶骨失衡，从而影响整个身体。

- 让客户采用俯卧姿势，接受治疗一侧位于治疗台边缘，足部与脚踝置于治疗台的底部，头部转向侧面。
- 站在治疗台的一侧。
- 客户接受治疗的膝关节弯曲，治疗师在靠近治疗台支脚处用手支撑客户小腿。
- 使用另一只手的肘部（最靠近治疗台顶部的手臂）按入组织阻力，施力并等待组织软化和理顺。

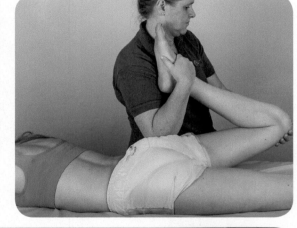

- 与客户交流任何有关治疗的效果与反应，并确保膝关节舒适。
- 将握住客户腿部的手滑至膝关节下方，轻轻将腿部抬向天花板，直至感受到组织阻力，再将腿部延伸到髋部。
- 转动身体，以朝向客户足部。
- 使用肘部持续按压梨状肌，使用相同那只手握住客户脚踝，向后倾斜，进一步延伸到髋部。将大腿抬离桌子，稍微外展，同时持续施力于梨状肌。放松一个又一个的屏障。

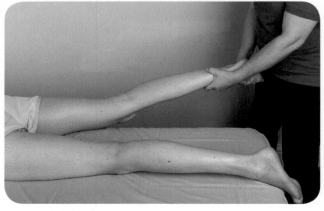

- 与客户交流任何有关治疗的效果与反应。
- 更换另一条腿，并执行俯卧腿部牵引技术，再次放松限制区域的所有屏障处。
- 确保实施每种技术 5 分钟或以上，以获得最佳效果。

治疗经验

由于肌肉对坐骨神经产生压力，梨状肌出现问题也是许多客户有坐骨神经症状的原因。

提示　客户可以通过俯卧弯曲同侧膝关节定位梨状肌。使用肘部或拇指内侧施力于大转子，另一只手弯曲置于客户小腿，向外旋转。你会感觉到手部或肘部下面的梨状肌肌肉收缩。该肌肉通常较为敏感，因此施力于该肌肉时需格外小心。

瘢痕组织放松选项 1

- 观察可见瘢痕是否陷入组织，或者呈肿块状或褶皱状。
- 体位放松技术用于对块状或褶皱状的瘢痕实施牵引技术，并对内陷瘢痕实施按压技术。
- 如果瘢痕陷入组织，每次在任何方向得到放松后，请使用手指接触组织，轻轻向内施力至组织阻力和深层屏障处。
- 如果组织呈褶皱状或肿块状，则每次在任何方向得到放松后，请轻轻握住组织，向你的方向拖拉组织。

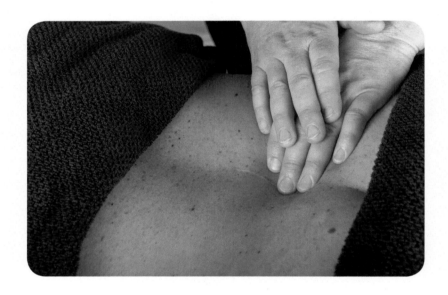

提示 瘢痕组织放松技术对于乳腺手术、乳房再造与隆胸、烧伤以及一般瘢痕部位的瘢痕和粘连都具有非常好的效果。与所有的 MFR 技术一样，瘢痕组织放松应该持续 5 分钟或以上，以获得最佳效果。这里提供的任何选项均可以自由组合。

瘢痕组织放松选项 2

- 沿着瘢痕长度触诊评估，并从客户那里获得有关哪个部位最为脆弱的反馈。
- 从敏感点最强的部位开始实施技术。
- 按入该部位组织、组织阻力和深层屏障，等待任何方向得到放松。
- 重新评估瘢痕，并进入下一个敏感点，按入组织，等待任何方向得到放松。
- 继续，直到整个瘢痕都接受了治疗。

治疗经验

虽然瘢痕组织直接放松技术非常有益，但可能会相当疼痛，瘢痕放松会引起灼热感。在许多情况下，你可以放松情绪，并鼓励将此作为放松过程的一部分。MFR 是放松瘢痕组织和粘连的优良疗法，能够产生极佳的效果，并缓解疼痛。

瘢痕组织放松选项 3

- 沿着瘢痕长度触诊评估，并从客户那里获得有关哪个部位最为脆弱的反馈。
- 手指按入最脆弱部位，并向 12 点钟方向施力，接着 3 点钟，然后 6 点钟，最后 9 点钟。从客户那里获得有关哪个部位最敏感的反馈。
- 向内按入组织深层障碍，等待该方向的放松。接着，向内施力于组织深层屏障处，并且沿着最不舒适的方向重复时钟评估过程。
- 重复，直至不适显著减缓。
- 最后使用交叉手放松技术。

提示 无论瘢痕是否可见，可以使用任何前述方法在脐部四角放松瘢痕组织，以治疗腹部与盆腔内的粘连。

结束语

你现在拥有优秀的实践技巧，有助于扩展筋膜松解治疗工作相关的知识和经验。随着你的技能不断增强，你能够意识到如何放置双手，如何帮助客户摆好体位或如何实施技术，这些已不再是治疗中的难题。更重要的是感觉你的双手应该放置的位置，观察到治疗过程发生的反应，处理反应的方法，以及采用独特方式与客户合作。这便产生了健康的整体方法。一位经验丰富的筋膜松解治疗师最近对我说："要让工作变成有机模式。"

每种技术均可以根据你与客户的不同采用多种方式执行。这就是为什么我们将筋膜松解视为一种艺术形式。你可以习得基础知识与基础理论，了解如何应用技术，但是只有通过实践才能变为自己的技术。

每种技术均可以与其他技术相结合。你可能会喜欢本书的某些技巧，而有些技术则可以根据你的需求与客户的要求进行更改。试用这里提供的技术，相互组合使用，最重要的是"倾听"你的双手，并听从它们的引导。

自己接受 MFR 治疗体验该疗法，参加 MFR 工作室的学习会强化你在书中所学的所有内容。

简答题

1. 你可以组合哪些技术？
2. 在哪个位置开始施用筋膜体位放松技术？
3. 哪块肌肉会导致客户的坐骨神经症状？
4. 如何提高你的 MFR 体验？
5. 对瘢痕部位执行 MFR 应该等待多久？

第 13 章

筋膜松解治疗方案

无论采用个人、强化或多治疗师协作的治疗方案，都要遵循相同的基础标准，都会受到治疗师的经验与能力的影响。接受何种疗法是由若干因素决定的，其中包括客户疼痛的实际情况，所有的治疗效果均取决于客户参与治疗的次数，足够的治疗才能达到所期望的效果。

如果你花些时间帮助客户了解什么是 MFR 方案、筋膜在人体中的基本作用，以及为何结构必须从上到下平衡方可消除疼痛，那么客户会更易于接受这种治疗方案并提供协助。为客户提供购买或借用在家使用的 MFR 相关文章、图书、小册子和传单，这是帮助他们了解 MFR 疗法的绝佳方式。

治疗经验

客户经常会问"需要多长时间"以及"需要接受多少次治疗"。事实上，只有提供几次治疗之后，你才能知道客户的反应。告诉客户接受两次治疗就能"修复"问题，这一说法有失公允，也不切实际，但是你还是需要提供积极的治疗进展。你不希望慢性疼痛的客户认为他们永远不会变好；然而，你要尽可能付诸实践，并且让他们明白必须共同努力才能实现理想的效果。

个人治疗方案

个人治疗方案是指一位治疗师为一位客户提供治疗，客户每周或每月至少接受一次治疗。如果多位治疗师共享一个诊所，那么客户则需要在治疗过程中接受不同治疗师的治疗；然而，个人治疗通常是一对一的手法治疗，治疗时长通常为 1 小时。

与其他疗法不同，MFR 没有明确指出要接受多少次治疗。有些客户仅接受了三到四次的治疗便解决了不适的问题，而有些客户则可能需要接受更多次数的治疗。每个客户的情况各异，总的来说，客户承受不适和功能障碍的时间越长，那么消除代偿方式的情绪支撑模式和习惯性固定模式所需的时间就越长。

理想的治疗过程不得少于 1 小时，尽管有些诊所或医院难以实现。在这种情况下，治疗师必须最大限度地利用有效时间。有些客户由于工作、家庭或经济原因无法定期参与治疗。你要让客户明白，虽然进展较慢，但是你已经尽力并取得相应的进展。鼓励客户至少接受三次安排紧密的治疗，以便至少一段时间内接受定期治疗。

个人治疗方案对于那些身体条件无法接受 1 小时以上治疗的客户非常有益。如果你能成功为这些客户提供一些 MFR 治疗，他们便会更加频繁地参与治疗，加快康复过程。

对于那些需要接受每月一次、每月两次或几个月一次补充治疗的客户来说，个人治疗方案也是一种不错的养护疗法。该疗法可以帮助人们改善工作中习惯性应变状态、身体先天性或结构性偏差的问题。

个人治疗方案的优点

- 适合介绍 MFR。
- 适合有工作和家庭压力的客户。
- 适合经济能力有限的客户。
- 为客户提供处理每次治疗反应的时间。
- 为客户提供做家庭康复方案的时间。
- 适合作为养护方案。
- 有利于客户接受一对一治疗。
- 适合日程繁忙的治疗师（治疗有胜于无）。

个人治疗方案的缺点

- 客户可能要求在一次治疗中治疗多个地方。
- 治疗不定期，不足以打破习惯性固定模式。

- 客户会在两次治疗间隔期间的工作、运动、压力和应力中加剧重复性劳损症。
- 客户仅体验到短期或有限的缓解，会变得沮丧，并且对治疗与治疗师失去信心。
- 由于两次治疗间隔时间有点长，客户可能会忘记有关家庭护理方案的内容。

治疗经验

如果你一直提供一次一小时的治疗，那么请考虑提供一次两小时的治疗，或者要求客户每周接受两次治疗，让你有足够时间接触他的身体系统。有些客户的身体长期受到束缚，身体需要更多的时间来感受发生的情况以对治疗做出响应。

强化治疗方案

强化治疗方案是让客户沉浸在治疗中的另一种极好的方式。这种方案提供了惊人的效果，打破惯性固定模式，并释放筋膜网络中的束缚效应。在强化治疗方案中，客户每天需要接受两到三小时的治疗，持续四到五天。也可以持续两到三个星期。

强化治疗方案不仅要求一位治疗师或治疗师们定期实施 MFR，还要求他们为客户提供一个调节身体的放松方案，包含治疗性拉伸方法的家庭护理方案也可以纳入强化治疗方案中。治疗师或治疗师们可以与客户讨论什么日常活动会加剧疼痛，如有需要，为他们提供人体工程学的信息（工作环境的设计）。

由于强化治疗方案在离家远的地方进行，客户置身新环境中，能够专注于自己的身体，而非工作或其他生活压力。他们有时间安静下来，休息并放松，能够为治疗带来更多的益处。

治疗经验

如果是远途的客户前来接受 MFR 治疗，特别是强化治疗，我会建议他们让人开车送自己来或乘坐公共交通工具前来。他们会考虑接受治疗间隔一天再开车回家，因为长时间驾驶会让人非常紧张。

特别是那些长途跋涉接受治疗的人，在接受强化治疗后，可以考虑接受当地 MFR 治疗师或其他治疗形式的治疗师提供的治疗。他们还应该计划做些必要的改变，更多地关爱自己，而不仅仅是返回到引起症状的紧张环境中。

强化治疗方案可以由一位治疗师在数小时内完成，也可以由多位治疗师相继完成，或由两三名治疗师共同合作完成。多位治疗师合作提供治疗的优势在于，他们能够经常看到、感觉和获得不同的东西。此外，他们与客户的沟通方式独一无二，因而其工作方式也不同。客户能够习惯于这种工作方式，其他治疗师的观点也会增强治疗的效果。

强化治疗方案的优点

- 为客户提供足够的时间完全沉浸于治疗中。
- 为治疗师提供足够的时间治疗客户的整个身体。
- 打破习惯性模式，并释放筋膜网络的束缚效应。
- 为治疗师提供时间处理前一次治疗出现的问题。
- 为客户提供执行家庭护理方案与使用放松工具的时间（取决于治疗师的实践范围）。
- 为客户提供专注于自己的机会。

强化治疗方案的缺点

- 有些客户可能会觉得强化治疗方案的成本高。
- 客户可能无法安排强化治疗方案所需的时间。
- 客户可能无法长途跋涉前往参加强化治疗方案。
- 在强化治疗方案结束时，客户可能会感到疼痛。治疗是旅程，而非结果。

治疗经验

自己接受一些 MFR 强化治疗方案，从客户的角度去验证治疗效果，并且从治疗师的角度去体验。对于 MFR 治疗师而言，亲自接受治疗是一种最有价值且最有益的学习方式。

多治疗师协作方案

在多位治疗师的协作方案中，多位治疗师同时与一名客户合作。个人治疗方案或强化治疗方案通常采用这种方式。

多位治疗师协作的方案能够为客户带来多种益处。技术执行会更加有效，治疗进程被大幅度推进。例如，在客户仰卧接受纵向轴放松治疗期间，可以由一名治疗师牵引手臂，另一名治疗师牵引腿部。两位或以上治疗师能够更加有效地促进松解过程，并与客户良好沟通。客户和治疗师的能量与意识会由于额外一双手所带来的能量而增强。此外，两位治疗师同时按压紧张和受限的筋膜网络会更加有效地打破习惯性固定模式。

多位治疗师协作治疗方案的优点

- 在更短的时间内可以完成更多的工作；当两名治疗师共同合作，1 小时内治疗效率翻倍。
- 多位治疗师共同合作，治疗进展更加顺利，能够打破身体与情绪两方面的习惯性固定模式。
- 多位治疗师共同合作可以更加有效地促进回弹和松解过程。
- 多位治疗师合作可以让客户对治疗的反应更加直观且清晰。
- 客户可以看到并感受到该工作方式的益处，通常非常享受该体验。

多位治疗师协作治疗方案的缺点

- 有些客户不太喜欢有太多双手在其身上操作。
- 有些客户感觉一次无法应付一名以上的治疗师。
- 有些客户觉得多位治疗师协作的治疗费用过高。

提示 无论是在强化治疗方案还是在个人治疗方案中出现多位治疗师协作治疗，许多客户都不愿超出传统治疗方法的安全范围（即一次仅接受一名治疗师提供一小时治疗）。有些客户只想接受来自同一位治疗师的治疗。MFR 治疗在这些方案中表现非常出色，客户总能从更多的治疗和各种不同方法与观点中受益。你可以帮助客户了解为何较长的治疗时间会带来更多的帮助，以及接受你的同事的治疗能够体验不同角度的专业知识，甚至不同的技能组合。

家庭护理方案

家庭护理方案是指客户接受 MFR 治疗间隔期间在家进行的锻炼、拉伸、放松练习或其他活动。家庭护理方案取决于治疗师的职权范围和执业范围。如果你没有授权或资质为客户制订家庭护理方案，应该将客户推荐给有这方面资质的治疗师。家庭护理方案不宜太复杂或太困难。两个或三个组合较为理想；太多组合通常会让客户感到困惑或忘记做练习。

有些客户康复心切，愿意配合完成治疗间隔期间的练习；有些客户则在再次返回治疗室时承认自己自从上次治疗以来没有做任何练习。这两种客户都需要鼓励；让他们明白，先设定一个可实现的目标，每天完成，就能够看到并感受到效果。

在家庭护理方案中，筋膜情况与筋膜的最终健康都能通过家庭护理方案中的各种练习得到最好的解决，正如常规治疗一样。家庭护理方案可以包括诸如本体感觉、柔韧性、力量、耐力，以及静态与动态运动。流体运动、按压，以及各种长轴和运动平面的拉伸（例如微蹲，在与墙面保持一定距离的地方用力推墙面）都能给筋膜带来有利的影响。筋膜还能响应于摇晃和回弹动作，以及组织有节律的增加负荷和减少运动。自我回弹和自我松解包括所有这些元素。鼓励客户采用多方向流体运动与温和回弹运动，或者小型蹦床（小蹦床），这些都是不错的开始方式。

家庭拉伸方案需要能够反映出 MFR 治疗期间实施的筋膜治疗工作。有些客户可能会将拉伸作为体育运动、健身房锻炼或瑜伽、普拉提课程的一部分，这些都是有效的康复工具。然而，筋膜康复需要拉伸和放松组织，而常见的拉伸方式是将肌肉拉伸至运动的最大活动范围，并且持续拉伸几秒以延长长度。筋膜拉伸过程与常规拉伸过程完全不同。

你现在对筋膜理顺、软化和放松的感觉已经非常熟悉。家庭伸展方案也同样需要这些感觉。你需要教会客户如何去感受自己身体的筋膜屏障、受限处和终末感。教他们如何轻轻地握住延长屏障，等待放松，接着按压下一个屏障，放松一个又一个的屏障。

重复训练、拉伸运动和"核心区"建设或姿势训练体系已经无法解决多数客户的问题。将另一种张力约束应用到现有的功能障碍中或者加强肌肉群的锻炼，已经没有任何作用。这样做只会加剧系统失衡。MFR 技术能够让系统恢复功能并重拾平衡，之后采用任何康复方法均会产生最大的效果。

提示 我最喜欢的家庭护理方案之一是让客户观察日常生活中加剧功能障碍和不适的动作。例如，出现肩膀、手臂和手腕不适的客户，我会问他们是否在驾驶时将肘部置于车窗上，以及他们在电脑前的坐姿。睡眠姿势是加剧颈部、肩部和下颌问题的主要原因。询问客户这些问题，观察他们是否总是采用一侧睡觉，或者一只手臂绕着身体或置于枕头与头部中间。鼓励客户尽可能地观察他们在昼夜里有多少次采用长期相同的控制模式。当他们意识并注意到，他们的日常生活习惯会加剧他们的功能障碍和不适时，他们便会更好地调整并适应新模式。

家庭护理方案可以包括以下内容:

• 两次治疗间隔期间,每天做两至三次拉伸和练习。

• 有关身体意识的专注练习,可以是听音乐、看书、指导性冥想或专注练习。

• 观察任何可能加剧疼痛的日常活动或睡眠姿势。

• 加强对影响病情的压力因素的认识。

• 根据需要接受其他疗法。

提示 采用包含简单筋膜工具和技术的自我护理方案,能够让你更加关心自己,并且拥有更多经验帮助客户开发家庭护理方案。所有的家庭筋膜护理方案和自我护理方案都必须能够反映治疗室提供的 MFR 治疗。你可以自身实施 MFR,并教会客户实施该技术。鼓励客户在感到紧张或不适时,采用家庭护理方案。这样,他们就能够更好地控制自己的身体,从而少受病症的控制。

必须谨慎对待以下介绍的所有技术,客户在家中自己实施这些技术必须有专人指导。确保告知客户,在经历任何非筋膜松解产生的疼痛或不适时,必须停止实施技术,并在接受下一次治疗时与治疗师进行讨论。

纵向轴、手臂与腿部

- 采用交叉手放松腰部两侧位时客户采用的姿势，侧躺于治疗台。
- 你也可以躺在自己的床上实施该放松，注意不要太靠近边缘。
- 将上面的手臂置于头顶，停靠在枕头或头部一侧。上面的腿伸直，稍微伸向后侧。
- 在实施该技术时，请保持背部舒适。
- 闭上眼睛，注意力集中于身体，让身体变柔软。
- 放松身体中的所有张力。
- 随着身体变得柔软并得到放松，移动并延长至下一个组织屏障和终末感，放松一个又一个屏障。

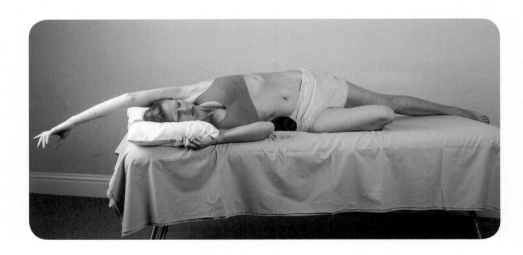

躺在泡沫轴上

泡沫轴是一种非常受欢迎的康复工具，在治疗中心、运动与健身中心以及网上均有销售。它是一种由致密聚苯乙烯所制成的长圆筒，能够提供拉伸和核心区稳定作用。泡沫轴对于筋膜拉伸能够起到不错的辅助作用。许多治疗师每天都会采用泡沫轴补偿他们治疗期间长期采用的姿势。由于治疗师倾向于弯腰站于治疗台侧，泡沫轴可以帮助他们将身体拉伸至中立位。

泡沫轴有多种使用方式，但是其应用过程必须相同。许多人会在泡沫轴上用力地做动作，这与 MFR 原理相违背。在使用泡沫轴时，应遵循所有 MFR 技术的相同原理，缓慢且耐心地等待组织放松。除了起支撑作用的部位之外，躺在泡沫轴上的身体部位必须尽可能地保持柔软。

- 将泡沫轴置于地面，坐在一端，膝关节弯曲，并缓慢向后滚动，使脊柱与头部得到支撑。
- 将双足与膝关节置于需要的地方，为你提供支撑。
- 双臂放下，置于两侧，掌心向天花板。
- 闭上眼睛，专注于身体变软。
- 几分钟后，你会感觉到背部柔软，肩膀变宽，胸部放松。
- 你可以轻松地在泡沫轴上运动 10~15 分钟；然而，关键不在于你在泡沫轴上花多长时间，而是你在泡沫轴上所感受到的感觉。
- 最后，当身体变柔软时，双臂向上移至头顶，就像沿着时钟移动的数字一样。
- 等待身体变柔软，实现最大化放松。
- 注意肩膀是否等高，让肩膀变柔软。

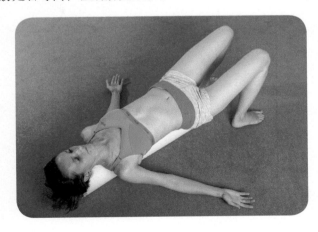

泡沫轴腿部练习

你还可以在双腿、躯干、髋部和臀部使用泡沫轴。

- 大腿前侧置于泡沫轴上面。
- 如果需要，使用枕头或长枕支撑自己的肘部，为背部提供支撑。
- 在泡沫轴上面保持身体放松，确保腿部与髋部放松。
- 使用肘部，缓慢地在泡沫轴上面上下移动自己（从头到脚），直至组织发热、变硬或变柔软。
- 变柔软并等待，直至组织理顺；再次滚动，直至寻找到下一个受限处，并执行相同的方法。
- 如果你觉得双腿紧绷，则此过程可能需要 20 分钟，重点是采用最放松的方式缓慢而积极地最大限度放松组织。

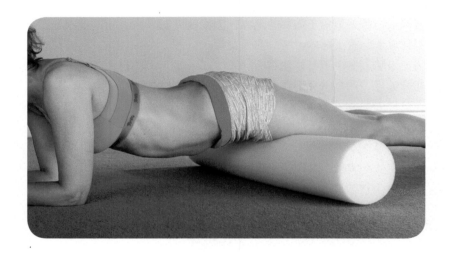

提示 我在自我护理中使用泡沫轴，同时躺在治疗台上面，双臂置于两侧，治疗台边缘能够提供更大的伸展空间。当客户躺在泡沫轴上面（地面或治疗台上）时，可以实施交叉手放松技术和手臂牵引技术，使用枕头增强治疗效果。

治疗球腿部与臀部练习

治疗球是一种直径 7~10 厘米的塑料球。它可以是光滑的球体，也可以是带有尖锥或者手柄的球体，治疗器材供应商店或网上均有销售；有些儿童球也非常好用。大多数治疗球都可以使用打气筒进行充气和放气。采用治疗球治疗筋膜的过程与泡沫轴相同，两者在任何时候都可以替代使用。

治疗球易于携带，方便客户在长途旅行中使用。提供多种自我护理工具，以供客户借用或尝试，看看他们是否喜欢。或直接向客户推荐购买工具的地方。

- 在地板上，将球置于臀部下面，伸展同侧腿部；另一条腿在膝关节和髋关节处弯曲。
- 使用双臂和弯曲的腿部支撑自己。
- 在治疗球上方保持放松，轻轻地滚动臀部，直至找到敏感点。
- 再进一步下沉，等待放松。
- 采用侧卧实施放松，放松大转子周围的组织，或者膝关节弯曲靠墙，并使用双腿向后倾靠至球体。

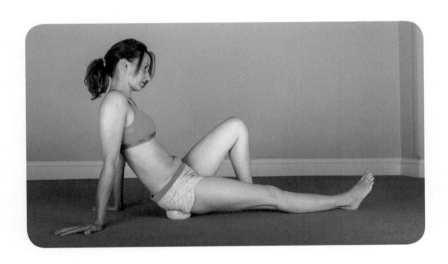

治疗球髋关节前侧练习

- 将球置于离髂前上棘（ASIS）约 2 厘米的位置，朝向肚脐方向，接着向下朝向腹股沟部位（髋关节前侧折痕）约 2 厘米的位置。
- 你可以在这里找到髋关节屈肌，该组织通常是紧绷和受限的部位。
- 趴在地板上，使用肘部支撑，伸展同侧腿，将球置于髋关节前侧。
- 弯曲另一条腿的膝关节，将髋部向外旋转至一侧，就像青蛙的腿部姿势。
- 保持臀部水平对齐，让臀部、腿部和背部保持柔软，慢慢地下沉至球体。
- 轻轻滚动，寻找张力加剧的区域。
- 等待放松。
- 当你感觉到该区域得到伸展，并出现最常见的组织发热时，你可以通过慢慢地弯曲伸直的腿的膝关节促进放松。

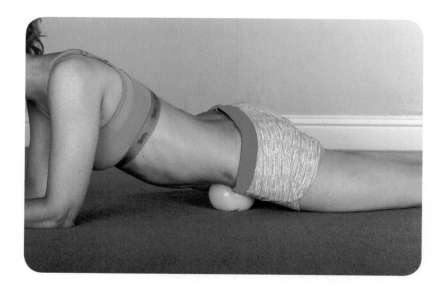

治疗经验

　　背部受伤的人在接受该技术时应该特别小心。怀孕或备孕的妇女不可接受腹部治疗。

治疗球颈部和肩膀练习

- 背靠墙壁，膝关节弯曲，用后背将球压至墙壁上。
- 侧弯、前弯或旋转颈部以增加伸展范围。
- 让肩膀变柔软。
- 再次压球，慢慢地滚动，直至找到紧张加剧的区域，等待放松。
- 要在肩上部位使用治疗球，需要弯曲膝关节以增加到达该区域的后倾角度。
- 将较小型的软橡胶球压在地板或坚固的表面上治疗手部和足部。

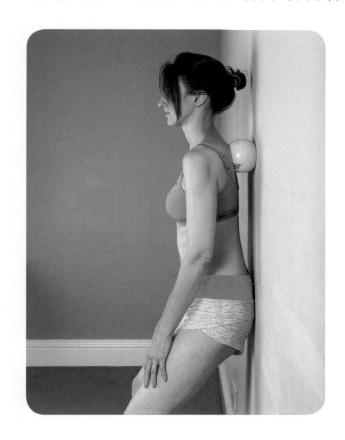

治疗经验

　　许多客户与治疗师会询问他们是否能够在家里实现松解过程，答案是肯定的。鼓励客户找出不受干扰的时间，以便将注意力集中于自己的身体上。他们可以从坐位或卧位开始，放松身体，调整身体，使身体以任何需要的方式移动。如果出现情绪问题，应该允许发泄，这通常能够提供有关病情、问题，甚至是正经历疼痛的信息。

　　你也可以在家使用小型蹦床或健身球做练习。动作一定要小而柔和，保持流体在受限范围内并等待感觉到放松，接着再放松多个受限处。在站立时，让身体感觉像布娃娃一样，轻轻地弹回腿部，并自由地移动。或者，在摇椅或吊床上摇晃，这也是一种柔和的回弹方法。

结束语

　　无论是提供个人治疗方案、强化治疗方案或多位治疗师协作治疗方案，始终都要考虑客户的需求。不要强迫客户接受没有准备的事情。

　　有些客户很乐意定期接受个人治疗方案，并且间隔接受强化治疗方案。有些客户喜欢先接受个人治疗方案，再接受强化治疗方案，而有些客户则相反。这些都是可以接受的，都能够提供持久的治疗效果。

　　家庭护理方案和自我护理方案有助于你应对繁忙的诊所的需求，并亲身体验筋膜治疗。接着，你可以通过治疗方案和家庭护理方案提高你处理客户身体问题的意识。

简答题

1. 强化治疗方案与多治疗师协作方案有什么区别？
2. 你应该提前指导客户如何在家实施家庭护理方案的技术？
3. 强化治疗方案有哪些优点？
4. 孕妇可以接受家庭护理方案中的腹部治疗吗？
5. 自我护理方案能够提高自我身体意识吗？

简答题答案

第 1 章

1. 肌肉拥有附着点和起点，而筋膜则是完整的连续体；因此，相关技术会最终影响整个基质。筋膜会对快速施力和过大施力产生抵抗作用。对于筋膜治疗来说，少即是多。
2. 结合水是一种颗粒胶体基质组成的液体晶体，具有高黏弹性，以亲水组织的形式存在，构成胶原蛋白。
3. 浅筋膜。
4. 大约 90~120 秒。
5. 胶原蛋白、弹性蛋白和基质。

第 2 章

1. 客户通常更加了解自己的情况，因此可以为你提供有价值的观点辅助治疗。
2. 钱包的厚度会向上、向前或向后推动骨盆，出现一种肌肉固有模式，从而导致结构失衡和功能障碍。
3. 姿势评估的五个视图为前、后、右侧、左侧和横断面视图。
4. 是的，总是这样。
5. 颌骨。

第 3 章

1. 该问题的答案取决于你的实践范围。如果你已经拥有为孕妇提供治疗的经验，并且你觉得保险的话，则可以提供 MFR 治疗；许多组织和管理机构要求你首先参加孕妇按摩课程，并取得相关保险。
2. 如果是局部禁忌证，避开受影响的部位提供治疗。如果是全局禁忌证，则不应该为该客户提供任何 MFR 治疗。
3. 在治疗台实施 MFR 技术时，背部应该保持伸直，不要弯曲。
4. 通过有效的谈话和描述治疗过程让客户参与到过程中，有助于客户了解疗法，以及与治疗相关的反应与效果。这些能够提高治疗的效果。
5. 在 MFR 治疗过程中，客户需要集中精力，关注治疗带来的反应和放松。如果客户与治疗师都不专注于治疗，会导致治疗失败。

第 4 章

1. 运动性是指"组织移动的能力",而移动性是指"组织移动的自由性"。
2. 终末感是组织遇到受限处或活动范围终点而导致滑行结束的位置。
3. 髂前上棘。
4. 筋膜回弹。
5. 是的。最好同时使用这两种方法,以更加精确地评估组织。

第 5 章

1. 不,这些产品会使你的双手从客户皮肤滑落,无法按压组织的下方。
2. 纵向轴放松。
3. 分析问题可能会使客户尝试执行和判断感受。鼓励他们避免思维过程,而是感受所发生的事。
4. 筋膜主要是从上到下对准。
5. 取决于客户,5 分钟或以上。

第 6 章

1. 否。MFR 是一种全身治疗方法,基于治疗整个系统以恢复功能并促进结构平衡。
2. 在让客户摆体位接受侧腰椎交叉手放松时,必须特别注意,在客户的腰部下方放置一个小枕头,以保持腰椎位于中立位。确保客户在接受技术中始终保持舒适,并在完成技术后帮助客户将手臂和腿部抬回中线。
3. 否。女性孕期禁止接受任何腹部区域的 MFR 治疗。
4. 否。侧脸和下巴通常没有足够的空间供我们实施交叉手放松技术。
5. 否。我们在提供 MFR 技术时从不使用按摩油或乳液。

第 7 章

1. 仰卧、俯卧和侧卧位。
2. 必须放置一个小枕头、长枕或卷起的毛巾以保持后背部位的腰椎位于中立位。
3. 避免挤压或握得太紧,始终轻柔且安全地握住前臂。
4. 牵引、外旋和外展。

5. 大概不能。请注意始终在客户身体的活动范围内实施手臂牵引技术，每个客户的情况都不一样。

第 8 章

1. 不，双手并排。

2. 是的。

3. 是的。

4. 俯卧和仰卧位。

5. 牵引技术，通常为纵向轴放松技术（手臂与腿部牵引）。

第 9 章

1. 是的，在执行 MFR 技术期间或之后，查看发红或血管舒张反应的部位。

2. 骨盆底、横膈膜、胸廓入口和颅底。

3. 你的拇指必须始终指向客户的头部，应该获得客户许可方可双手皮肤直接接触该区域。选择隔层衣服或置于客户自己手部上面实施技术。

4. 是的，客户可以采用坐姿或站姿接受治疗。

5. 5 分钟或更长。

第 10 章

1. 是的，眼球快速转动是筋膜松解治疗期间的一种正常且自然的反应。

2. 冻结时刻是指某件实际或象征事件中情感反应与筋膜基质约束相互交织。冻结时间基于年龄。

3. 不，松解是一个正常且自然的过程，无法传授，但是可以通过治疗师帮助客户获得放松来促进这个过程。

4. 战逃反应是一种交感神经系统创伤与紧张刺激的生理反应，向身体发出信号，为了生存选择战或逃。

5. 是的，筋膜松解采用一种自然有利的方式恢复功能并重拾平衡，因为某些动作会刺激筋膜以保持最佳的静态长度和情况。

第 11 章

1. 回弹是 MFR 治疗期间使用的摇晃方法，用以评估或促进身体与情绪的放松。

2. 是的，这是改变受限处的一个正常且自然的过程，是身体自我纠正机制的一部分。

3. 是的，任何人都会出现回弹现象，这是对 MFR 治疗产生正常反应的一部分。

4. 共振是指身体的所有细胞以相同的频率开始振动，在身体、情绪和能量水平上均产生变化。

5. 当情绪固有和支撑模式得到释放，身体会变得更加流畅。随着系统得到进一步的放松，整个身体的流波会产生能量和运动，不断增强流动性。随着筋膜系统获得放松，基质流动性会更强，最终身体中的每个细胞都会在同一级别上开始振动。身体记忆会浮现于表面，当得到放松后，身体会变得更加柔软和轻松。

第 12 章

1. MFR 的艺术在于跟着你的感受。因此，你可以整合你觉得需要做的事，让身体获得放松和变化，以便客户获得最佳的放松效果。在 MFR 治疗中并没有处方或规程。

2. 提供最小阻力和更大活动范围的姿势。

3. 梨状肌。

4. 接受治疗和参加实践研讨会。

5. 术后或伤后 6~8 周。

第 13 章

1. 强化治疗方案是指在几天里甚至几个星期里执行一系列治疗；多位治疗师协作的方案可以是由两位或以上治疗师提供的个人治疗方案。

2. 是的，你需要确保客户能够在家安全且正确地实施家庭护理方案。

3. 强化治疗方案能够让客户完全沉浸于治疗中并实现改变。它能够打破影响健康的支撑模式和固定模式，同时还能为治疗师提供足够的时间治疗整个身体，以便在代偿模式加剧之前解决前一次治疗出现的问题。

4. 应该避免在孕期接受任何腹部治疗。

5. 是的，接受任何类型的 MFR 治疗都能够提高你的动觉意识，同时还能够让你保持良好的身体状况，避免受伤。

参考文献

第 1 章

Barnes, J.F. 1990. *Myofascial Release: The Search for Excellence—A Comprehensive Evaluatory and Treatment Approach*. Paoli/Malvern, PA: Rehabilitation Services, Inc.

Bhowmick, S., Singh, A., Flavell, R.A., Clark, R.B., O'Rourke, J., and Cone, R.E. 2009. The sympathetic nervous system modulates CD4+FoxP3+ regulatory T cells via a TGF-beta-dependent mechanism. *Journal of Leukocyte Biology* 86(6):1275-1283.

Chaitow, L. and DeLany, J. 2008. *Clinical Application of Neuromuscular Techniques, Volume 1: The Upper Body, Second Edition*. Philadelphia, PA: Churchill Livingstone.

Covell, C. 2009. *A Therapist's Guide to Understanding John F. Barnes' Myofascial Release: Simple Answers to Frequently Asked Questions, Second Edition*. Coldwater, Michigan: Graphics 3, Inc.

Huijing, P.A. and Langevin, H.M. 2009. Communicating about fascia: History, pitfalls, and recommendations. *International Journal of Therapeutic Massage & Bodywork* 2(4):3-8.

Juhan, D. 2003. *Job's Body: A Handbook for Bodywork, Third Edition. Barrytown*, NY: Station Hill of Barrytown.

Katake, K. 1961. The strength for tension and bursting of human fascia. *Journal of Kyoto Prefectural University of Medicine* 69:484-488.

Langevin, H.M. 2006. Connective tissue: A body-wide signalling network? *Medical Hypotheses* 66(6): 1074-1077.

Meltzer, K.R., Cao, T.V., Schad, J.F., King, H., Stoll, S.T., and Standley, P.R. 2010. In vitro modeling of repetitive motion injury and myofascial release. *Journal of Bodywork and Movement Therapies* 14(2): 162-171.

Moseley, G.L., Zalucki, N.M., and Wiech, K. 2008. Tactile discrimination, but not tactile stimulation alone, reduces chronic limb pain. *Pain* 137(3):600-608.

Pischinger, A. 2007. *The Extracellular Matrix and Ground Regulations: Basis for a Holistic Biological Medicine*. Berkley, CA: North Atlantic Books.

Pollack, G.H. 2013. *The Fourth Phase of Water: Beyond Solid, Liquid, and Vapor. Seattle*, Washington: Ebner and Sons.

Scariati, P. 1991. "Myofascial release concepts." In DiGiovanna E. (Ed.). *An Osteopathic Approach to Diagnosis and Treatment*. London: Lippincott.

Schleip, R., Findley, T.W., Chaitow, L., and Huijing, P. (Eds.). 2012. *Fascia: The Tensional Network of the Human Body*. Philadelphia, PA: Churchill Livingstone.

Selye, H. 1955. Stress and disease. *Science* 122(3171): 625–631.

Standley, P. R. and Meltzer, K. 2008. In vitro modeling of repetitive motion strain and manual medicine treatments: Potential roles for pro- and anti-inflammatory cytokines. *Journal of Bodywork and Movement Therapies* 12(3): 201–203.

van der Wal, J. 2009. The architecture of the connective tissue in the musculoskeletal system: An often overlooked functional parameter as to proprioception in the locomotor apparatus. *International Journal of Therapeutic Massage & Bodywork* 2(4):9-23.

第 4 章

Barnes, J.F. 1990. *Myofascial Release: The Search for Excellence—A Comprehensive Evaluatory and Treatment Approach. Paoli/Malvern*, PA: Rehabilitation Services, Inc.

Barnes, J.F. 2000. *Healing Ancient Wounds: The Renegade's Wisdom*. Paoli/Malvern, PA: Rehabilitation Services, Inc.

Chaitow, L. 2010. *Palpation and Assessment Skills: Assessment Through Touch, Third Edition*. Philadelphia, PA: Churchill Livingstone.

Janda, V. 1986. "Muscle weakness and inhibition (pseudoparesis) in back pain syndromes." In Grieve, G. (Ed.). *Modern Manual Therapy of the Vertebral Column*. Philadelphia, PA: Churchill Livingstone.

Sutherland, W.G. 1948. *The Cranial Bowl: A Treatise Relating to Cranial Articular Mobility, Cranial Articular Lesions and Cranial Technic*. Mankato, MN: Free Press Co.

第 5 章

Levine, P. 1997. *Waking the Tiger: Healing Trauma: The Innate Capacity to Transform Overwhelming Experiences*. Berkeley, California: North Atlantic Books.

第 10 章

Barnes, J.F. 1990. *Myofascial Release: The Search for Excellence—A Comprehensive Evaluatory and Treatment Approach*. Paoli/Malvern, PA: Rehabilitation Services, Inc.

Barnes, J.F. 2000. *Healing Ancient Wounds: The Renegade's Wisdom. Paoli/Malvern*, PA: Rehabilitation Services, Inc.

Katake, K. 1961. The strength for tension and bursting of human fascia. *Journal of Kyoto Prefectural University of Medicine* 69:484-488.

Levine, P. 1997. *Waking the Tiger: Healing Trauma: The Innate Capacity to Transform Overwhelming Experiences*. Berkeley, California: North Atlantic Books.

Schleip, R., Findley, T.W., Chaitow, L., and Huijing, P. (Eds.). 2012. *Fascia: The Tensional Network of the Human Body*. Philadelphia, PA: Churchill Livingstone.

Travell, J.G. and Simons, D.G. 1983. *Myofascial Pain and Dysfunction: The Trigger Point Manual*. Philadelphia, Pennsylvania: Lippincott Williams & Wilkins.

Upledger, J. 2002. *Somato Emotional Release: Deciphering the Language of Life*. Berkeley, California: North Atlantic Books.

第 11 章

de Vries, J.I., Visser, G.H., and Prechtl, H.F. 1982. The emergence of fetal behavior. I. Qualitative aspects. *Early Human Development* 7: 301-322.

Fraser, A.F. 1989. The phenomenon of pandiculation in the kinetic behaviour of the sheep fetus. *Applied Animal Behaviour Science* 24: 169-182.

Schleip, R., Findley, T.W., Chaitow, L., and Huijing, P. (Eds.). 2012. *Fascia: The Tensional Network of the Human Body*. Philadelphia, PA: Churchill Livingstone.

评估

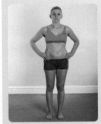

姿势
p. 35

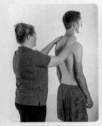

触诊
p. 65

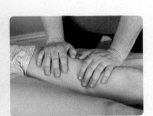

组织运动性和移动性
p. 71

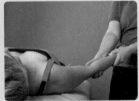

牵引与按压
p. 75

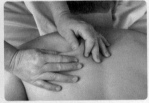

皮肤捏提
p. 78

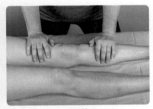

回弹
p. 80

肌筋膜松解

交叉手放松

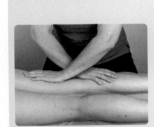

腿部
p. 100

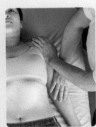

手臂
p. 110

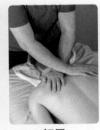

躯干
p. 114

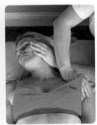

头部与颈部
p. 128

肌筋膜松解 <small>续</small>

纵向轴放松

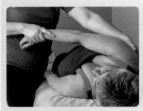

仰卧位牵引
p. 135

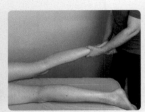

俯卧位牵引
p. 141

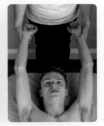

双侧位牵引
p. 142

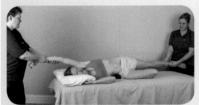

相对侧和侧卧位牵引
p. 145

按压放松

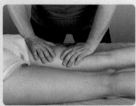

软组织按压
p. 149

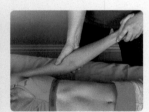

关节按压
p. 154

横断面放松

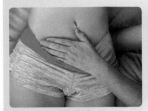

骨盆底
p. 158

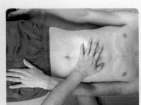

横膈膜
p. 159

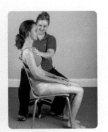

胸廓入口
p. 160

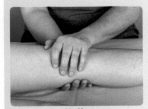

关节
p. 162

其他筋膜松解技术

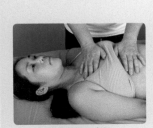

筋膜体位放松
p. 183

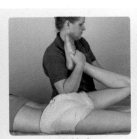

组合技术
p. 188

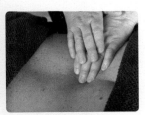

瘢痕组织直接放松
p. 194

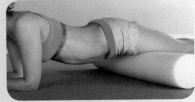

家庭护理方案
p. 206

作者介绍

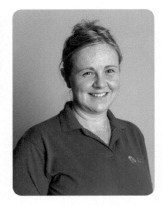

露丝·邓肯（Ruth Duncan），SST，ISRM，SMTO，高级筋膜松解理疗专家，经营者、讲师、客座教授、演讲家和作家，参加过很多技法的培训。她在 2004 年与约翰·巴尔内斯（筋膜松解领域的权威人士）一起完成了她的高级研究生培训，并在他的多场美国专题研讨会中担任助手。

邓肯还对其他直接和间接的筋膜松解方法进行了探索，包括托马斯·迈尔斯（Thomas Myers）的解剖训练和肌筋膜经络，埃里克·道尔顿（Erik Dalton）的肌肉—骨骼对齐术，以及让·皮埃尔·巴拉尔（Jean-Pierre Barral）的内脏筋膜松解。她在人类解剖、功能和功能紊乱，以及慢性病痛与康复中的情绪等众多主题上与专家一起进行深入研究。

邓肯以优异的成绩毕业于人文中心按摩学校（即现在美国佛罗里达州的 Cortiva 学院），成为临床按摩理疗师，并拥有运动治疗师协会（运动康复和教育）的运动疗法专业毕业证，以及运动和矫形按摩学院的运动和矫形按摩专业毕业证。她在苏格兰格拉斯哥的北部开设诊所，采用筋膜松解术为众多筋膜受限与损伤的患者进行专门的强化治疗。

译者介绍

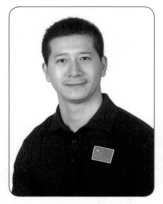

韩臣，现就职于浙江体育职业技术学院附属体育医院康复科，担任体能教练，主要负责高水平运动队及运动员的体能与康复保障工作。作为运动员时曾取得蹦床技巧世界冠军，是"国家体育运动荣誉奖章"获得者、国际级运动健将。在担任体能康复师保障运动队备战及比赛期间获省级"二等功"，是高级教练员。由运动员到如今担任体能教练及康复师，从事高水平竞技体育工作已二十余年。2011 ~ 2012 年保障国家蹦床队备战伦敦奥运会，主要负责服务董栋、陆春龙、何雯娜、黄珊汕等奥运及世界冠军一线队员。2013 ~ 2016 年保障国家游泳队备战里约奥运会，主要负责的队员是傅园慧，期间也为孙杨、叶诗文等奥运及世界冠军提供过体能及康复训练服务。